ÉLÉMENS

DE
L'OPÉRATION
DE·LA
PHLÉBOTOMIE,

Vulgairement dite

LA SAIGNÉE,

Par M. TAILLARD *Fils.*

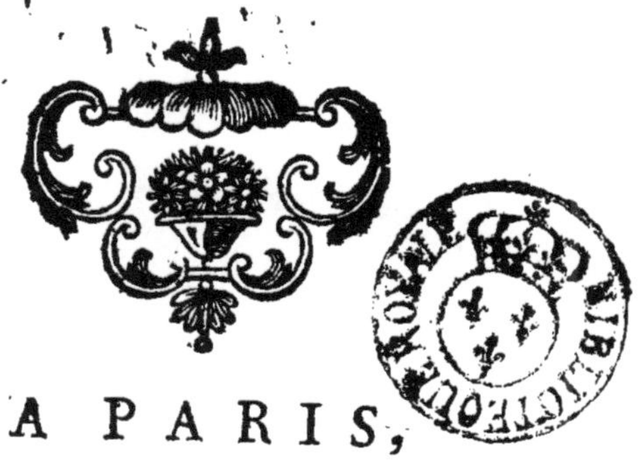

A PARIS,

Chez D'HOURY pere, Imprimeur-Libraire de Monseigneur le Duc d'ORLEANS, rue de la vieille Bouclerie.

M. D. CC. XLIX.

Avec Approbation & Privilege du Roy.

A MESSIRE
DE LA
MARTINIERE,
ECUYER, CONSEILLER,

Premier Chirurgien du Roy, Chef
de la Chirurgie du Royaume, &
Préſident de l'Académie Royale
de Chirurgie.

ONSIEUR,

Si je ne connoiſſois votre
zéle pour le progrès de la Chi-
rurgie, je n'oſeroisqu'en trem-

a ij

blant vous dédier cet Ouvrage. Il eſt le premier fruit de ma plume : Je vous ſupplie de l'accepter : cette grace m'encouragera ; & honoré de votre protection & de vos avis, je ſerai capable de tout entreprendre. Si je parviens à me rendre digne des deux avantages que je viens de déſigner, je n'oublierai rien, Monsieur, *pour m'en procurer la continuation. Je ſuis,*

MONSIEUR,

Votre très-humble & très-
obéiſſant Serviteur,
Taillard, fils.

ÉLÉMENS

DE

L'OPÉRATION

DE LA

PHLÉBOTOMIE.

'OPERATION de la Phlébotomie, vulgairement dite la Saignée, est une des plus communes, & en même-tems des plus délicates de la Chirurgie.

Elle est des plus communes, en ce qu'elle se pratique tous les jours, & par de jeunes Eléves en Chirurgie, qui sçachant à peine, je ne dis pas

A

les moindres principes de cette fcien-
ce, ni d'Anatomie , mais feulement
la conformation des parties fujettes
à la faignée , ont la témérité de vou-
loir la pratiquer : ils réuffiffent quelquefois dans certaines occafions, où,
par bonheur pour ces fortes d'Opé-
rateurs , les veines fe trouvent dans
leurs états naturels ; mais auffi font-
ils bien embarraffés , lorfqu'ils rencontrent des bafiliques collées fur
l'artere, des médianes intimément
unies au tendon , & tous les autres
cas qui rendent cette opération redoutable , même aux plus expérimentés.

La Saignée eft auffi ancienne
qu'Hypocrate. Ce grand Maître la
confeille dans les maux de tête, &
dans plufieurs autres maladies.

Les Anciens , outre les Saignées
du bras & du pied, en pratiquoient
encore plufieurs autres à la tête,
telles que la veine préparate, qu'on
nomme auffi *frontale*, à caufe qu'elle
eft fituée à la partie moyenne du
front ; ils faignoient auffi la nazale,
qui eft une veine très-petite, & qui
fe trouve entre les deux cartilages

qui terminent le nez dans fa partie antérieure & inférieure : les ranules qui font deux autres petites veines fous la langue , à côté, & même quelquefois immédiatement deffus les arteres du même nom. Cette Saignée étoit très-délicate, eû égard à la petiteffe de la veine, & au danger prefqu'inévitable de la piquûre de l'artere.

Le Chirurgien doit encore bien prendre garde à ces arteres , lorfqu'il coupe le filet aux enfans ; les mêmes Anciens en ouvroient encore une infinité d'autres ; mais on a découvert aujourd'hui l'abus de ces fortes de Saignées ; & les avantageufes & nouvelles découvertes qu'on a faites en Anatomie , ont perfuadé les Modernes de la fuffifance de la faignée de la jugulaire.

Quoique la Saignée foit l'opération la plus commune de la Chirurgie, elle eft cependant une des plus délicates ; elle demande, comme toutes les autres, l'attention & la prudence de l'Opérateur, qui doit fonger à trois chofes principales ; 1°. à la connoiffance & à la ftructure

des parties fur lefquelles il va opérer ;
2°. à la façon d'opérer ; 3°. enfin,
aux remédes néceffaires pour corri-
ger les accidens fâcheux qui furviennent pendant, ou après cette opération.

La Phlébotomie eft un mot grec,
qui fignifie, ouverture d'une veine ;
celle d'artere s'appelle *artériotomie* ; les
Anciens faignoient en plufieurs endroits différens , il n'y en a plus que
trois fur lefquels nous opérons aujourd'hui , le bras, le pied & la gorge. Nous parlerons de ces trois Saignées , chacune en leur lieu , & après
avoir donné une teinture anatomique
de ces parties.

J'ai dit premiérement, que le Chirurgien avant d'opérer , devoit connoître les parties fur lefquelles il fe
propofe de travailler ; fans cela il
rifqueroit d'eftropier fon Malade ; &
fa main qui ne feroit pas conduite
par une fage & profonde théorie,
laboureroit au hazard, & procureroit
de grands malheurs. Pour les éviter,
il faut donc qu'il fe mette au fait des
diverfes parties qui font fujettes à
cette opération , de celles qui les

accompagnent, & dont le voisinage
est respectable : je commence par le
bras.

On saigne pour l'ordinaire au pli
du bras, dans l'endroit où l'humerus
s'unit avec les os de l'avant-bras ; je
dis pour l'ordinaire, car toute veine
est saignable, & on pique dans tous
les lieux où l'on en sent, lorsqu'il est
impossible de les ouvrir dans l'endroit
ordinaire. Il y a quatre veines qu'on
saigne au bras, la premiere nommée
médiane, à cause de sa situation ; il
est certain sujet où cette veine est
collée immédiatement sur le tendon :
la seconde, est à côté de la médiane,
elle s'appelle *basilique*, parce qu'elle
est située à la base du bras : la céphalique régne le long de la partie
latérale externe de l'avant-bras ; ce
nom lui a été donné, parce qu'étant
la plus haute, elle est la plus proche
de la tête : la quatriéme enfin, nommée *cubitale*, parce qu'elle se trouve
le long du cubitus. On pique le plus
souvent la médiane & la basilique ;
& lorsqu'on craint d'échouer contre
les écueils qui sont dans le voisinage de ces deux veines, on doit en-

core préférer la céphalique à la cubitale, cette derniere veine exigeant qu'on mette le bras du Malade dans une situation gênante, & pour lui & pour l'Opérateur : il eſt cependant des cas, où non-ſeulement on ne peut pas piquer aucune des trois veines que je viens de citer, mais même la cubitale ; dans cette occaſion, on pique ſoit à l'avant-bras, ſoit au poignet, ſoit à la main. Nous parlerons ſéparément des Saignées difficiles. Les écueils dont je viens de parler il n'y a qu'un moment, ſont l'artere, le tendon, & l'aponévroſe du muſcle biceps. Tout Chirurgien doit ſçavoir ſon Anatomie par cœur ; & tout bon Phlébotomiſte ne doit pas ignorer, ſur-tout, la ſituation des parties ſujettes à la ſaignée. C'eſt pour en inſtruire les Etudians, que je vais entrer dans l'énumération de ces parties.

Un muſcle eſt un compoſé de fibres charnuës, tendineuſes, ou aponévrotiques, c'eſt le principal organe du mouvement ; les premieres fibres compoſent ce qu'on appelle communément le corps, la partie

rouge , charnuë , ou le ventre du
muscle : les dernieres fibres forment
ce qu'on nomme , les extrêmités du
muscle. Quand un muscle se termine
par un cordon court, dur, d'un tissu
très-fort & très-ferré , ce cordon se
nomme *tendon* ; lorsqu'au contraire
un muscle est terminé par un épanoüiffement membraneux & nerveux , d'un tissu très-fin & fort ten-
du , cet épanoüiffement s'appelle
aponévrose. Cela posé , je dis , que le
muscle biceps , ou à deux têtes , a
aussi deux extrêmités , un tendon , &
une aponévrose. Son tendon se sent
dans la partie moyenne , inférieure ,
& latérale interne du pli du bras,
dans l'endroit de son union avec
l'avant-bras ; il va s'attacher derriere
la petite apophyse du radius ; il y a
certains sujets où l'aponévrose de ce
même muscle est immédiatement
sous les tégumens, il est difficile pour
l'ordinaire de la sentir ; mais cependant à des personnes maigres , & qui
l'ont dans la situation dont je viens
de parler, elle n'est pas insensible ,
c'est cette résistance tenduë qu'on
sent en tâtant délicatement.

Les vaisseaux sanguins sont distingués en arteres, & en veines; les vaisseaux artériels sont composés de quatre tuniques élastiques; ils sont destinés à recevoir le sang du cœur, pour le distribuer ensuite dans toute l'habitude du corps : & on appelle *veines*, les vaisseaux qui rapportent de toutes les parties au cœur, le résidu du sang que les arteres y avoient distribué : je dis, le résidu du sang, ou une portion du sang, parce que l'autre sert à l'augmentation, à l'accroissement, & à la force de nos membres; il y a aussi une partie de cette portion qui est séparée par diverses glandes, pour en former d'autres liqueurs différentes. Au reste, ces deux sortes de vaisseaux se distinguent aisément dans l'animal vivant, les premiers ayant deux mouvemens que les seconds n'ont pas, ou du moins dans lesquels ils ne se montrent point d'une maniere sensible. Dans l'un de ces mouvemens les arteres sont dilatées, & par l'autre elles se resserrent; le premier, est appellé *diastole*, & le second, *sistole* : ces deux mouvemens oppofés forment ce qu'on nomme le *pouls* ; le Chirurgien peut donc par conféquent s'affurer très-aifément de la fituation de l'artere par fa pulfation , & lorfqu'il l'a fentie , il doit pour lors prendre les précautions utiles pour l'éviter. Nous les enfeignerons plus bas.

Il eft encore très-intéreffant pour un bon Phlébotomifte, de fçavoir les jeux de la nature. Quoique nous ayons dit que les veines céphaliques & cubitales foient fans danger , le Chirurgien remarquera néanmoins qu'il eft des cas finguliers , dans lefquels il femble que la nature prenne plaifir à s'égarer, témoin ce fujet, que M. Verdier, célébre Anatomifte, a vû, où l'artere accompagnoit la veine céphalique. Ce grand homme en a montré un autre à l'Académie Royale de Chirurgie, dans lequel l'artere cubitale , qui paffe pour l'ordinaire fous les mufcles rond, & radial interne, paffoit au contraire au-deffus , accompagnoit la bafilique, & n'étoit recouverte que de la peau; ces cas extraordinaires ne doivent point être ignorés du Chirurgien. Parlons maintenant de ce qu'on doit faire avant la Saignée du bras, & de la façon de la pratiquer.

DE LA SAIGNE'E DU BRAS.

LE Chirurgien ordonnera que tout soit prêt, afin de ne pas attendre à avoir des poilettes & des compresses quand la veine est ouverte, ou quand il faut arrêter le sang ; le Chirurgien doit donc faire mettre trois poilettes sur des assiettes, & dire qu'on prépare une bande & une compresse de linge blanc de lessive, & qui n'ait point d'ourlets : lorsque toutes ces choses seront prêtes, si le Malade est debout, & qu'il fasse jour, il n'est pas besoin d'avoir de la lumiere artificielle, la naturelle étant préférable, sinon l'Opérateur fera tenir par quelqu'un une lumiere dans l'endroit qui lui sera le plus convenable ; la lumiere apportée, il examinera le bras du Malade, s'il ne l'a pas encore saigné ; car, quand on a coutume de saigner une personne, il eft inutile à chaque nouvelle faignée de tâter toujours, fur-tout fi l'on connoît la fituation de l'artere & du tendon, qui reftent dans leur même place, & qui font les parties que l'on doit éviter. Il eft très-imprudent à un Phlébotomifte, de mettre tout de fuite la ligature à un bras qu'il ne connoît pas, de même que de piquer fans s'affurer du vaiffeau pr tact ; fi par malheur le cas fingulier dont je viens de parler, fe rencontre encore, on ouvrira une artere, comptant piquer la céphalique, fuivant la remarque précédente, ou on piquera la bafilique, & l'artere qui l'accompagne, faute d'avoir pris fes précautions.

C'eft ici le lieu de faire quelques remarques fur la piquûre de ce vaiffeau, je me bornerai à deux ; pourquoi il eft dangéreux de l'ouvrir ? d'où provient la faute qu'on fait en l'ouvrant ?

Il n'eft dangéreux d'ouvrir les arteres que dans les endroits mols, où il n'y a point de corps durs, tels qu'un os, capable de former un point d'appui, qui agiffant de fon

côté , conjointement avec une bonne compreffe procureroit la réunion
de ce vaiffeau ; le bras eft dans ce
cas, l'artere fe trouve fituée dans un
lieu charnu , & incapable de pref-
fion, en forte que fi cette artere eft
ouverte , fon mouvement perpétuel
procure la fortie continuelle du fang ,
& conféquemment la mort au Malade , fi on n'apporte auffi-tôt les remédes convenables , dont nous parlerons plus bas.

Un Chirurgien ne peut ouvrir
l'artere que par quatre inconvé-
niens, ou par fatuité , ou par ignorance, ou par yvreffe , ou par embarras.

Je dis par fatuité : combien n'y a-
t-il pas de jeunes Chirurgiens fur-
tout qui croiroient fe deshonorer ,
s'ils paffoient quelque tems à examiner un bras dont ils ignorent la
ftructure : on les vient chercher pour
une perfonne qu'ils n'ont jamais faignée ; ils ne connoiffent pas par
conféquent le lieu où l'artere eft
fituée ; ils entrent d'un air intrépide ,
mettent leur ligature , & piquent ;
qu'arrive - t - il ? que rifquent - ils
en employant cette imprudente

sécurité ? ils risquent l'alternative, d'ouvrir une veine, ou une artere; ils piquent au hazard, quelle imprudence ! jeunes Chirurgiens, capables d'être instruits, & de ne pas mépriser les conseils, c'est à vous que je m'adresse; je vous dis donc, n'ayez jamais honte de vous assurer auparavant de piquer, de la situation des parties qui accompagnent les veines que vous avez dessein d'ouvrir ; par cette pratique vous serez certains du danger, vous connoîtrez l'endroit que vous devez appréhender; vous l'éviterez, soit en vous en éloignant, soit en passant légérement dessus; c'est ce que vous apprendront une sage théorie & la pratique. On ouvre une artere par ignorance, par ce que souvent on ne sçait pas où elle est située; c'est sur-tout dans les Villages où ces malheurs arrivent. Praticiens d'autant plus infortunés qu'ils commettent la faute, sans sçavoir la réparer. Régle générale, rien de si aisé à connoître qu'une artere, c'est par le tact, elle a son battement qui est un signe auquel on ne peut pas se tromper; un Chirurgien yvre eſt hors de lui-même, il n'a plus de l'homme que la figure ; la raiſon dont il eſt privé , le met dans un état comparable aux bêtes les plus mépri-ſables; ainſi il n'eſt pas étonnant que dans un cas où il eſt par ſa faute , il bleſſe un Malade.

Un Phlébotomiſte qui aura la tête embarraſſée , ſoit de procès, d'in-quiétude, ou de quelqu'autre affaire, riſque encore d'eſtropier celui qu'il ſaigne ; enfin de quelque cauſe que provienne l'accident, ce ſera toujours la faute du Chirurgien , puiſqu'il eſt le maître de choiſir ſon vaiſſeau , de s'inſtruire , de ſe conſerver la tête libre, ou de ne pas travailler lorſqu'il l'a embarraſſée. Il peut arriver cependant que le Malade faſſe quelque mouvement volontaire ou involontaire , & ſe ſoit fait bleſſer par ces mouvemens , ou bien encore , les ſpectateurs par quelque mouvement ſemblable peuvent occaſionner ce malheur. Dans tous ces divers cas, le Chirurgien n'eſt nullement coupable; je vous dirai ici, par paren-théſe, que l'Opérateur ne doit jamais piquer, lorſqu'il s'apperçoit que le

Malade va touffer ou éternuer.

Le Phlébotomifte étant donc inf-
truit de toutes ces circonftances, &
après s'être affuré de la fituation de
l'artere, du tendon , & de l'aponévrofe , s'il la peut fentir , mettra fa
ligature deux ou trois pouces au-
deffus de l'endroit qu'il veut piquer,
& la ferrera médiocrement ; après
cela , fi c'eft en hyver , & que le Malade foit couché , il lui fera remettre fon bras dans le lit , & pendant
ce tems il tirera fon étui à lancettes ,
choifira celle qui lui fera néceffaire ,
felon le diamètre du vaiffeau , & après
l'avoir portée à fa bouche , la pointe
tournée à droite , fi c'eft de la main
gauche qu'il doit piquer , & à gau-
che , fi c'eft de la droite ; il refferre-
ra la ligature , donnera fon étui à tenir au Malade, & il lui recommandera bien de pouffer le bras fort contre
lui ; il fera enfuite quelques légéres
frictions fur les tégumens , & après
avoir augmenté par ces frictions la
colonne du fang , il comprimera le
vaiffeau avec le pouce de la main
qui ne doit pas opérer , afin de le
rendre invariable , & pour s'affurer

qu'il l'eſt, il portera l'index de la main qui doit opérer ; & après en avoir reconnu la fermeté, il prendra ſa lancette avec le pouce & l'index vers l'endroit du cloud de la chaſſe, & la tenant inébranlable par ſon fer, il inciſera, plongera, & élévera, ce qui fait les trois tems qu'on diſtingue ordinairement dans la Saignée : je dis ordinairement, car l'inciſion & la ponction peuvent être regardées comme un ſeul tems, ſi l'on conſidere leur vîteſſe, au lieu que l'élévation ſe diſtingue aiſément ; elle ſe fait en déchirant légérement la peau avec le tranchant extérieur de la lancette ; ce petit déchirement rend l'ouverture de la peau parallélle à celle du vaiſſeau, & fait que le ſang ſort bien. Les ouvertures médiocres, je veux dire, qui ne ſont ni trop grandes, ni trop petites, ſont les meilleures ; par les petites, le ſang eſt long-tems à ſortir, & cela fatigue le Malade & l'impatiente ; ſouvent il ſe forme un trombus qui bouche entiérement l'ouverture, arrête conſéquemment le ſang, & oblige de reſaigner le Malade, ſi ſa maladie exige qu'on défempliffe les vaiffeaux ; accident qui ne feroit pas arrivé, fi on eut eû foin d'élever, comme nous avons dit, légérement la lancette, pour procurer la libre iffuë du fang. En agiffant ainfi, on opére avec grace ; & la fortie du fang en arcade, & par une ouverture dont le diamètre eft moindre, eft médiocre, eft mixte entre les deux dégrés, fatisfait le Malade, les Spectateurs, & le Chirurgien. L'Opérateur aura foin encore dans les maladies où le fang péche par trop d'épaiffeur, & pour lefquelles on doit réïtérer les faignées, de faire les ouvertures plûtôt grandes que petites ; les trop grandes néanmoins font que le fang bâve, & qu'on a de la peine à l'arrêter.

Difons un mot des lancettes, & des différentes façons d'ouvrir la veine. Les lancettes à grain d'orge font préférées par le plus grand nombre des Phlébotomiftes, en ce qu'elles évitent une élévation confidérable, qui diminuë conféquemment la douleur de la Saignée.

Lorfque j'ai dit plus haut, qu'on aimoit mieux piquer une médiane,

ou une basilique, qu'une céphalique,
& qu'une cubitale, quoique ces deux
dernieres veines ne soient pas voisi-
nes pour l'ordinaire, des fâcheux
écueils à redouter dans la Saignée,
c'est que la médiane & la basilique
sont situées dans l'endroit du bras où
la peau est la plus fine, & la douleur
par conséquent en est moins sensible, au lieu que la peau est fort épaisse aux régions de la céphalique & de
la cubitale, & le déchirement qu'on
est obligé de faire pour procurer au
sang une issuë en arcade, fait dire
souvent à de certaines femmes, qu'elles ont senti beaucoup de douleurs,
& que le Chirurgien a la main lourde. Il est encore d'autres raisons qui
font mépriser à l'Opérateur ces deux
veines, lorsqu'il rencontre les autres
faciles à ouvrir; parmi ces raisons,
la profondeur de la céphalique, qui
est presque toujours roulante, est une
des causes qui la fait abandonner;
& la gêne dans laquelle il faut être
pour l'ouverture de la cubitale, est
une autre cause du mépris qu'on a
pour elle; il est des cas néanmoins
où un Chirurgien est encore très-

fortuné de pouvoir ouvrir cette derniere veine. La façon la plus commune, la plus ufitée, & la meilleure
d'ouvrir les veines, eft de les prendre
obliquement, cette maniere eft fur-
tout préférable à l'égard des vaiffeaux
roulans. Cependant lorfqu'à la faignée du pied, on fent à côté de la
faphéne un nerf qui l'accompagne, il
faut pour lors ouvrir la veine en long.
Par-là on évite beaucoup de douleur au Malade, & un accident fâcheux qui n'auroit pas manqué d'arriver, fi on avoit endommagé le
nerf. M. de la Faye confeille une
pratique très-avantageufe pour affujettir le vaiffeau avant de l'ouvrir,
c'eft d'embraffer avec la main l'avant-
bras par derriere, enforte que la peau
foit tenduë ; cette façon eft en effet
convenable, quand on a à ouvrir des
vaiffeaux roulans.

Tout ce que je viens de dire, ne
concerne que ces Saignées faciles,
où les vaiffeaux paralleles à de petits
tuyaux, feroient ouverts par des
aveugles. Je vais maintenant entrer
dans un détail plus circonftancié des
Saignées difficiles, & qui deman-

dent la main & le génie d'un pro-
fond Théoricien, & d'un Praticien
consommé.

DES SAIGNE'ES DIFFICILES.

IL y a deux sortes de Saignées de
cette espéce , l'une qu'on peut
appeller une Saignée difficile , &
l'autre une Saignée délicate : la premiere, regarde une personne grasse ,
& dont les vaisseaux, bien loin d'être
sensibles à la vûe , le sont très-diffi-
cilement au tact ; car , il est telle veine qu'on ouvre sans la voir , il suffit
qu'on la sente , mais il faut bien prendre garde de se tromper , & de ne
pas prendre un tendon pour une veine , comme je l'ai vû arriver à un
Chirurgien auquel je communiquai
mon doute , en lui faisant remarquer
que ce qu'il prenoit pour une veine étoit le tendon du muscle biceps ,
qui à ce Malade s'étendoit jusques
vers la basilique. Comme cette personne étoit fort grasse , & qu'on ne
sentoit aucune veine , je conseillai

au Chirurgien de la piquer au poignet ; il suivit mon avis, & s'en trouva bien, je suis surpris cependant qu'il ait pris le tendon pour une veine, le tendon étant un corps dur, au lieu que la veine se prête toujours aux petites pressions qu'on fait en tâtant.

Tant il est vrai, qu'on ne sçauroit trop prendre ses précautions. Enfin, régle générale, on ne doit jamais piquer qu'on ne sente son vaisseau. Il faut donc bien examiner ces bras gras, avant de mettre la ligature. Ces Saignées-là sont seulement difficiles pour l'ordinaire, & on ne risque que de faire une Saignée blanche ; la graisse embrassant toutes les parties, il faudroit plonger tout le fer de la lancette pour endommager soit l'artere, soit le tendon. On tâtera, si l'artere est superficielle, & dans quel lieu elle est située ; on s'assurera par le tact de tous les vaisseaux, pour en distinguer l'espéce ; j'entends s'ils sont sensibles. Pour les rendre, on mettra en œuvre tout ce que la pratique la plus heureuse, aidée d'une théorie consommée, enseigne dans ces occasions ; & si après

toutes les précautions imaginables
on n'eſt pas plus avancé, il faudra
bien ſe réſoudre à piquer au poignet, ou à la main. Les Dames ſur-
tout ont bien de la peine à ſe réſoudre, & à ſe rendre à une telle pro-
poſition, mais c'eſt au Chirurgien à
employer tout le pouvoir qu'il doit
avoir ſur l'eſprit de ſon Malade pour
lui en repréſenter la néceſſité ; la ligature ſerrée médiocrement, on laiſ-
ſera le bras environ deux ou trois
minutes appuyé, afin de donner le
tems au ſang de remplir le vaiſſeau,
qui ſe glonflera peu-à-peu ; on la reſ-
ſerrera enſuite davantage ; on mettra
le doigt index d'une main ſur les veines l'une après l'autre, & de l'autre
main, on fera pluſieurs frictions le
long de l'avant - bras, en commen-
çant vers ſa partie inférieure ; en
agiſſant ainſi, on renvoye vers l'index poſé ſur la veine la colonne de
ſang, ce qui rend le vaiſſeau plus ou
moins ſenſible, & on en connoît le
diamètre, la ſituation, la profondeur.
On jugera par ſon diamètre de ſon
volume, & conſéquemment de la
quantité de ſang qu'il peut fournir ;

c'est au Chirurgien à juger s'il est convenable de l'ouvrir, il fera cette opération aux quatre veines, pour remarquer celle qui est la moins enfoncée, & la plus capable de fournir ; cette pratique est fort simple, & demande très-peu de tems. Si néanmoins elle est inutile, & que ce soit une Dame de condition, ou une jolie femme qui soit malade, & qui ne veuille point absolument être saignée à la main, le Chirurgien peut encore pour la satisfaire, employer avec succès la pratique suivante. Il fera chauffer des serviettes, & lorsqu'elles seront bien chaudes, il les employera pour faire des frictions le long de l'avant-bras, en remontant jusqu'au pli du bras. Si cela ne réussit pas encore, il mettra l'avant-bras dans de l'eau chaude, comme à une saignée du pied, la chaleur de ce liquide, en raréfiant le sang, fera gonfler les vaisseaux ; lorsque le Chirurgien en sentira un qu'il jugera capable de fournir le sang nécessaire, il ne perdra pas de vûe l'endroit où il l'a senti ; il prendra aussitôt sa lancette, la portera oblique-

ment au lieu où il a remarqué la veine , tâchera de la prendre un peu en-
deſſous , & il s'appercevra qu'il eſt
dans le vaiſſeau , s'il ſent une petite
réſiſtance égale à celle qu'on reſſent
pour l'ordinaire , lorſqu'on eſſaye ſes
lancettes ſur du canepin , & s'il voit
à ſon inſtrument quelques gouttes
de ſang : pour lors il augmentera
l'ouverture avec le tranchant ſupé-
rieur de la lancette qu'il retirera auſſi-tôt ; ce ſera un grand bonheur
pour lui , ſi tous les moyens que je
viens de déſigner réuſſiſſent, & s'il fait
une belle Saignée. Il arrive ſouvent
qu'après avoir mis tout en œuvre on
fera une Saignée blanche , parce
que le vaiſſeau aura roulé , ou enfin ,
parce qu'on n'aura pas plongé aſſez
profondément. Ce dernier cas arrive
le plus ſouvent à des Chirurgiens
bons Phlébotomiſtes d'ailleurs, mais
prudens , & qui aiment mieux faire
une Saignée blanche , que d'eſtropier
leur Malade. Si le ſang ne vient pas,
il ne faudra point s'en formaliſer, on
raſſurera le Malade , on lui fera en-
tendre que ces ſortes de Saignées-là
ne ſe font pas facilement , qu'il n'a
rien

rien à appréhender, qu'on fera peut-
être plus heureux à la feconde fois :
fi cela eft, tant mieux pour le Chirurgien ; mais fi cela n'arrivoit point,
je lui confeille de ne pas repiquer,
& de propofer au Malade la Saignée
de la main ; s'il ne veut pas s'y ré-
foudre, le Chirurgien fe retirera ;
mais fi le Malade y confent, c'eft à
l'Opérateur à examiner les veines de
la main, fi elles font apparentes, il
laiffera la ligature qui eft au bras, &
il en remettra une autre à quelque
diftance du vaiffeau qu'il veut ouvrir :
il fera préparer de l'eau chaude, en
cas que le fang ne vienne pas en arcade ; pour lors le Chirurgien mettra
la main du Malade dans un vafe où
on aura verfé l'eau chaude, & fi le
vaiffeau eft bien ouvert, le fang for-
tira, comme à la Saignée du pied.
Pour l'ouvrir fans danger (car il fe
trouve très-fouvent que les veines
de la main font colées fur les tendons, ou du moins en font très-voi-
fines) on portera la pointe de la lancette prefqu'obliquement ; car, fi on
la portoit perpendiculairement, on
rifqueroit d'endommager un de ces

tendons; ce qui feroit fort dangéreux.
Si les veines de la main ne font pas
apparentes : on la mettra avant de
faire la Saignée, dans de l'eau chaude, afin de faire raréfier le fang ; dans
le cas où la veine eft fenfible, & où le
fang fort en arcade, il eft inutile d'a-
voir de l'eau chaude.

Voilà ce qui regarde les Saignées
difficiles ; je ferai cependant encore
une remarque, avant de paffer à la
Saignée délicate ; c'eft au fujet de la
Saignée de la main, je veux dire,
qu'il faut prendre-garde à un rameau
d'artere qui fe trouve quelquefois
fuperficiel entre le pouce & l'index,
fur-tout à la main droite.

On refpectera auffi beaucoup divers
tendons qui font fous les vaiffeaux de
la main, & la membrane nommée *périofte*, qui en recouvre les os. Lorfqu'une veine eft roulante, on peut la
comprimer davantage, en mettant
la ligature plus bas, & le pouce plus
près de la veine ; il eft d'autres vaiffeaux qui s'enfoncent auffi-tôt que la
ligature eft mife : je parle ici des veines, c'eft ce qui leur arrive rarement,
au lieu que cela arrive toujours aux

arteres, & c'est pourquoi plus une artere est superficielle, plus il faut serrer pour la faire enfoncer davantage.

Revenons : je disois donc, qu'il se trouve quelquefois des veines qui s'enfoncent par la pression de la ligature, bien loin qu'elle les rende plus saillantes. Dans cette derniere occasion, il faut éloigner les deux points d'appui ; si le vaisseau roule encore, & s'il fuit la lancette, le Chirurgien le suivra, pourvû qu'il n'y ait point de danger à le poursuivre.

DE LA SAIGNE'E DE'LICATE.

JE nomme ainsi celles où les veines, quoique fort apparentes, sont cependant situées d'une telle façon qu'il est presqu'impossible de les piquer, sans piquer en même-tems l'artere, ou sans endommager le tendon, à moins qu'on ne mette en œuvre les moyens que la pratique nous enseigne ; c'est ce dont je vais parler. Il se trouve, comme je

l'ai déja dit, des médianes collées
fur le tendon du mufcle biceps; lorfqu'un Chirurgien a à faigner des bras
de cette efpece, il fera mettre en pronation le bras du Malade, & ce tendon
qui a fon attache, comme nous l'a-
vons auffi remarqué, derriere la petite apophife du radius, fe cache &
s'enfonce; la veine deviendra auffi
plus fuperficielle par cette manœuvre; ce fera pour lors à l'Opérateur
à l'ouvrir obliquement, & à foulever
auffi-tôt le poignet après une légere
ponction, depeur d'endommager ce
tendon refpectable. De même, lorfque la bafilique eft intimement unie
à l'artere, il faut beaucoup ferrer la
ligature; par ce moyen l'artere s'enfonce, la veine s'éléve & fe gonfle;
après cela l'Opérateur tâte de nouveau la veine, en plongeant un peu
le doigt, afin de remarquer l'endroit
où l'artere bat, afin de l'éviter; fi le
Chirurgien ne fent aucune pulfation, il fera fa Saignée, fans rien
craindre; je fous-entens au moins,
qu'il n'enfoncera pas beaucoup fa
lancette; s'il fent le mouvement de
l'artere, il piquera plus bas; & fi,

malgré toutes ces précautions, il remarque toujours que l'artere eſt voi-
ſine de la veine, & qu'il n'en ait
point d'autres à ouvrir que la baſilique, c'eſt à lui à faire voir ſa prudence, en tâchant de s'aſſurer du diamètre du vaiſſeau, s'il eſt aſſez conſidérable ; j'ai coutume alors de ne
donner de fer à ma lancette, que la
partie du diamètre ; je veux dire,
que je ne laiſſe paſſer du fer de ma
lancette, qu'autant que j'en veux
enfoncer dans la veine, & je le com-
pare au diamètre du vaiſſeau. Par
exemple, ſi je m'apperçois que le
diamètre de la veine eſt de trois lignes, je ne donne que trois lignes
au fer de ma lancette, & je poſe le
pouce & l'index trois lignes au-deſ-
ſous de la pointe de mon inſtrument ;
par cette pratique je ſuis certain de
ne pas trop enfoncer, & d'ouvrir
mon vaiſſeau ſans endommager l'artere. Il arrive néanmoins à ces ſortes de Saignées, que le ſang ſort de
la même maniere que ſi l'artere étoit
ouverte, je veux dire, en ſautillant ;
l'Opérateur bien ſûr par la pratique
précédente de n'avoir point piqué

l'artere , ne doit point s'inquiéter de ces fautillemens de fang ; ils ne proviennent que de la fituation de la veine : la bafilique étant unie immédiatement à l'artere eft obligée de fe foumettre, & de fuivre les mouvemens de ce dernier vaiffeau. Dailleurs, le Chirurgien aura encore les raifons fuivantes pour fe raffurer. Si le fang n'eft point d'un vermeil orangé , s'il ne fe coagule pas auffi-tôt après fon iffue ; & fi après les trois poilettes le Phlébotomifte n'a point de peine à arrêter le fang, fi après le bandage le bras ne devient pas enflé ; fi on ne fent point fous les tégumens une fluctuation épaiffe & fourde ; fi enfin la peau n'eft pas noirâtre & échimofée, toutes nouvelles preuves que l'artere n'eft pas ouverte. Si au contraire toutes ces chofes s'uniffoient aux fautilmens du fang , c'eft pour lors que le Chirurgien a tout à redouter , ainfi que nous l'expliquerons dans la fuite.

La Saignée faite, telle que foit la maniere de celles que nous avons détaillées qu'on ait employé , tout n'eft pas encore fini ; il faut arrêter le

fang, & faire le bandage convenable
pour procurer la réunion du vaiſſeau,
& la cicatrice de la petite playe. Il
m'eſt arrivé ſouvent en ſaignant des
Religieuſes, que le ſang ne ſortoit
point en arcade, tantôt s'arrêtoit,
& tantôt ſortoit avec impetuoſité ;
ce qu'il y avoit de ſingulier, c'eſt
qu'il ſortoit avec vîteſſe, lorſque je
deſſerrois beaucoup ma ligature, &
qu'il bavoit lorſque je la ſerrois.

Les poilettes remplies, je me met-
tois en devoir d'arrêter le ſang, mais
je n'en étois pas le maître; il ne me
fût pas difficile, comme à tout autre,
de reconnoître la cauſe de ce phé-
nomene & de l'expliquer; la guimbe
de ces Religieuſes faiſoit au haut du
bras une contre - ligature, enforte
que la mienne comprimant auſſi de
ſon côté, le ſang s'arrêtoit au bras,
& en gonfloit les vaiſſeaux, tandis
que le diamètre de ceux de l'avant-
bras étoit au contraire fort médiocre ; le ſang donc ne devoit ſortir
qu'avec peine, tant que ma ligature
étoit ſerrée, & je ne l'eus pas plûtôt
ôtée entiérement pour faire mon
bandage, que le ſang ſortit avec

véhémence, & en arcade de la meilleure grace du monde : je fus obligé
de découdre à une les manches de
son corset, & je leur ai bien recom-
mandé de ne jamais se faire saigner
avec de semblables ajustemens. On
doit aussi bien prendre garde dans le
monde aux manches des corsets des
Dames, & des vestes des hommes ;
on les fera ôter, si elles sont capables
de former une contre-ligature. Dans
ce cas, il faudroit faire ôter avant la
Saignée, tout ce qui est capable de
nuire ; il faut encore par la même
raison desserrer un peu la ligature,
après que la veine est ouverte, afin
de donner un libre cours au sang,
& de lui procurer une issue agréable
& satisfaisante. Toutes ces différentes observations sont très-utiles, &
pour la théorie, & pour la pratique.
J'ai encore oublié de dire, que souvent le sang ne sortoit pas avec grace, lorsque le Malade a fait quitter
au bras la situation dans laquelle il
étoit, lorsqu'on le saignoit ; par ce
mouvement opposé l'ouverture de
la peau ne se trouve plus vis-à-vis
celle du vaisseau, & le sang s'épan-

chant fous les tégumens formé une petite échimofe. Pour éviter ce cas, il faut mettre le bras dans la premiere fituation, le foutenir d'une main par-deffous, de l'autre foutenir un peu la peau de l'ouverture, & faire tourner au Malade l'étui qu'il tient dans la main ; par tous ces différens moyens, on procurera au fang une libre iffue : nous conviendrons néanmoins, qu'il fe rencontre fouvent des bras d'où le fang ne peut pas fortir en arcade, quoique la veine foit bien ouverte, & qu'on ait mis tout en œuvre pour y parvenir. Pour lors, il ne faut pas s'entêter, on laiffera couler le fang comme il voudra, pourvû qu'il vienne, cela fuffit, la Saignée n'en eft pas moins bonne, la fortie en arcade eft feulement agréable, au lieu que de quelque façon que l'iffue s'exécute, elle eft utile ; néanmoins autant qu'on peut joindre l'agréable à l'utile, la faignée en eft plus fatisfaifante. Il en eft de même de toutes les autres fçiences & des arts différens. Horace, le charmant Horace l'a dit il y a long-tems :

Omne tulit punĉtum, qui miſcuit
utile dulci.

Il y a encore une obſervation à
faire au ſujet des Saignées qu'on fait
aux Dames de qualité, de rang, où
à de bonnes Bourgeoiſes, ſur-tout
lorſque la Saignée eſt de précaution,
& que ces Dames doivent reſter cou-
chées ſur une Ducheſſe dans leur ſa-
lon de compagnie. Un Chirurgien
poli & galant, qui ne ſçait pas ſeulement le manuel de ſon art, mais
qui eſt encore au fait des déférences
qu'on doit au beau ſexe, fera tout
ſon poſſible pour ne point gâter ces
Dames, & pour les ſaigner avec toute la propreté imaginable. Pour cet
effet, l'Opérateur fera mettre une
grande nape ſur leurs genoux, ſi elles ſe font ſaigner dans une bergere,
enſorte que cette nape tombe juſqu'à
terre; il attachera enſuite avec une
épingle un grand mouchoir ſous le
bras qu'il doit ſaigner; il en relevera
les angles dont il en paſſera un ſur la
poitrine, & l'autre derriere le dos de
la Malade, & il les attachera tous
les deux ſur une épaule; les Dames

font fenfibles à cette galanterie, qui fait que, quelque chofe qu'il arrive, elles ne font point gâtées, foit que le fang réjailliffe, foit qn'il bave, Si ces Dames fe font faigner dans leur lit, l'Opérateur fera de même tout fon poffible pour ne pas gâter les bonnes-graces, ni les courtes-pointes ; & pour ne pas tomber dans cet inconvénient, il ordonnera qu'on mette fur le lit un drap qui le garniffe entiérement, & il mettra un mouchoir fur la poitrine de la Malade, de la même façon que nous l'avons enfeigné. Revenons maintenant à la maniere d'arrêter le fang.

DE CE QU'ON DOIT FAIRE
après l'Opération.

LA quantité néceffaire de fang étant tirée, le Chirurgien défera la ligature, tirera un peu la peau, qui en couvrant l'ouverture du vaiffeau, arrêtera le fang ; on effuyera celui qui fera autour du bras,

& on mettra auſſi-tôt une compreſſe
de linge fin & blanc de leſſive , pliée
en quatre doubles quarrés ; ſi une
compreſſe ne ſuffit pas , il faudra en
mettre deux. Pluſieurs Praticiens
mouillent la compreſſe ; pour moi ,
je ne conſeille de la tremper dans de
l'eau-de-vie , ou dans quelqu'autre
liqueur ſpiritueuſe , que dans les cas
ſuivans : ſçavoir , lorſqu'il y a du
ſang extravaſé , échimoſe , ou trombus ; autrement , quand il n'y a rien
à l'ouverture , & qu'elle eſt bien eſ-
ſuyée , il n'y a qu'à mettre la compreſſe tout ſimplement.

Le bandage conſiſte à faire deux
tours de bande à la partie inférieure
du bras , & à la partie ſupérieure de
l'avant-bras , ayant ſoin de laiſſer le
coude libre , & de ne point gêner
l'olécrâne. L'Opérateur ſerrera la
bande plus ou moins , ſelon qu'il aura remarqué dans le ſang de la diſpo-
ſition à s'échapper ; aux Saignées du
ſoir on doit ſerrer davantage à cauſe de la nuit , & même , ce ſera encore beaucoup mieux de faire deux
nœuds , au lieu d'un nœud & d'une
roſette. Le bandage fini , le Chirur-

gien baissera la chemise du Malade,
lui mettra le bras en angle aigu, &
il lui recommandera bien de le tenir
toujours dans cette même situation,
de ne point faire aucun effort avec
le bras saigné, & de ne le pas dé-
bander avant vingt-quatre heures;
car souvent il arrive une petite tumeur à l'ouverture de la Saignée,
laquelle tumeur sera occasionnée par
la faute du Malade qui se sera ser-
vi de son bras peu de tems après
l'opération ; cet accident n'est pas
autrement dangéreux, une compresse trempée dans de l'eau-de-vie résout la tumeur, mais c'est toujours
disgracieux pour le Chirurgien, sur
lequel, pour l'ordinaire, on fait tomber la faute de ces petits malheurs.
Malgré toutes les précautions que
nous venons d'indiquer, il n'arrive
encore cependant que trop de malheurs dans cette opération, confiée
souvent à des mains ignorantes, & à
des génies peu instruits des devoirs
de leur Profession, & de la situation
des parties sur lesquelles ils se mê-
lent de travailler. Ce qui est encore
fâcheux, c'est qu'un Chirurgien qui

a le malheur de piquer l'artere, est le premier bien souvent à perdre la tête : & par cette seconde imprudence, il se rend incapable de réparer sa premiere saute.

DES ACCIDENS
en général.

TOUS les accidens qui arrivent après la Saignée se divisent en trois classes : on distingue ces accidens en légers, en moyens, & en grands.

Ces accidens peuvent provenir de diverses causes. Le Malade souvent en est l'auteur ; la constitution de celui qui est saigné peut y contribuer aussi beaucoup.

Les Spectateurs, l'Opérateur enfin sont aussi quelquefois les causes des différens malheurs, tels qu'ils soient, qui arrivent pendant, ou après cette opération.

DES ACCIDENS LEGERS.

LE s accidens que nous nommons légers, ſont de trois ſortes : la Saignée blanche, l'échimoſe, & le trombus.

Ces trois eſpéces d'accidens ſont appellées légeres, par rapport aux ſuites peu fâcheuſes qui en réſultent, & leur ſuite eſt encore moins funeſte, ſelon la diverſe ſorte de l'accident ; une Saignée blanche , par exemple, eſt moins fâcheuſe qu'un trombus , & qu'une échimoſe. Parlons maintenant de chacun de ces accidens en particulier, & entrons dans le détail de leur cauſe & de leur cure.

DE LA SAIGNE'E BLANCHE.

ON appelle ainſi une Saignée manquée , c'eſt-à-dire , qu'il ne ſort point de ſang , que les tégu-

mens seuls , & non la veine sont
ouverts: c'est le moindre & le plus
léger de tous les accidens ; il peut
cependant provenir de plusieurs causes différentes , & c'est au Chirurgien à faire ensorte de mieux réussir,
lorsqu'il a reconnu la raison pour laquelle la Saignée a été manquée :
elle peut l'être , comme nous venons
de le dire il n'y a qu'un moment,
soit par la faute du Malade , soit par
celle du Chirurgien , soit enfin par
celle des Assistans.

Le Malade peut occasionner ce
petit malheur , en retirant le bras au
moment même qu'on va le piquer ;
il est pour lors de la prudence du
Chirurgien de retirer sa lancette ,
quand il devroit manquer sa Saignée ;
c'est un petit mal pour un plus grand
bien , sans cela il risqueroit d'estro-
pier son Malade , comme il est arrivé plusieurs fois. Je connois une
personne, qui ayant retiré son bras
dans l'instant même qu'on la piquoit,
eut les tégumens de l'avant-bras divi-
sés jusqu'au poignet , & ce fût un
bonheur pour elle des plus singuliers,
que cette artere qu'on nomme com-

munément le *pouls*, n'ait point été coupée.

Il m'est arrivé une fois de saigner une Dame qui étoit dans un lit à roulettes : la femme de chambre qui tenoit la lumiere, s'avisa au moment même que je piquois sa Maîtresse, de retourner la tête & de s'appuyer contre le lit ; le mouvement qu'elle fit en procura un au lit, qui roula au milieu de l'appartement. Mon premier mouvement fût de retirer ma lancette qui étoit dans le bras de la Malade ; la Dame, par un cas des plus fortunés, ne fut point estropiée : nous en fûmes quittes l'un & l'autre pour bien gronder la femme de chambre, & pour piquer en un autre endroit. Depuis ce tems, je visite les lits, & je m'assure des personnes qui tiennent la lumiere.

Une Saignée blanche peut encore être occasionnée par la faute de l'Opérateur, qui n'ayant pas porté sa lancette assez perpendiculairement, quand il s'agissoit d'un vaisseau très-profond, le sent rouler, & fuir l'instrument, sans pouvoir être attrapé ; c'est ce qui arrive tous les jours dans la pratique.

Enfin les Spectateurs font manquer une Saignée, en pouſſant l'Opérateur, en tournant autour de lui, ou en changeant la lumiere de place.

La faute reconnue, c'eſt au Phlébotomiſte à la réparer par les remédes convenables.

Si le Malade a retiré ſon bras, le Chirurgien doit lui bien repréſenter le danger qu'il court en faiſant le moindre mouvement, & la néceſſité où il eſt d'endurer une nouvelle piquûre, au lieu d'une ſeule qu'il auroit ſoufferte, s'il n'avoit pas remué ſon bras ; mais pour mieux s'en aſſurer, l'Opérateur fera tenir le bras du Malade, tandis que lui, de la main qui aſſujettit le vaiſſeau, tiendra ferme l'avant-bras : ſi c'eſt le Chirurgien qui a fait la faute, ſans la participation du Malade ou des Spectateurs, il cherchera la cauſe de cet accident, afin d'y remédier. Il examinera donc, ſi elle provient de ce que le vaiſſeau n'étoit pas bien aſſujetti, ou de ce qu'en opérant, il n'a pas porté ſa lancette aſſez profondément ; s'il a pris ſon vaiſſeau trop en-deſſus, ou trop en-deſſous. Enfin il agira en conféquence des diverfes remarques qu'il aura faites; fi ce font les Spectateurs qui ont occafionné la Saignée blanche, le Chirurgien recommandera bien qu'on ne le touche pas, & qu'on ne tourne point fans ceffe autour de lui; enfin il fera tenir la lumiere par une perfonne qui ne craindra pas de voir piquer, & qui la laiffera dans la même fituation où l'Opérateur l'aura mife; mais il eft tels bras, comme nous l'avons déja remarqué, qui font fi difficiles qu'on les manque, quoiqu'il n'y ait d'autre caufe que la trop grande difficulté; dans ce cas, le Chirurgien doit vifiter les deux bras, & choifir le plus aifé; car il y a telle perfonne qui fera extrêmement difficile du bras gauche, & qui fera très-aifée du droit, ainfi du refte. Si cependant le bras qui paroît le plus facile a déja été piqué deux ou trois fois, fans qu'on ait pû avoir du fang, encore un coup, je ne fçaurois trop le recommander, il ne faut pas s'entêter; il vaut mieux piquer à la main, ou en venir à une autre Saignée, telle que celle du pied, fi elle n'eft pas préjudiciable. Si ces choses ne se peuvent, il faudra plutôt laisser-là le Malade, & en perdre la pratique, que de risquer à les perdre toutes en l'estropiant.

Il y avoit un Phlébotomiste qui est mort depuis quelques années, & qui étoit fort répandu ; on entendoit dans Paris ; & à la Cour, toutes les femmes s'écrier qu'elles ne ressentoient aucune douleur lorsqu'il les saignoit, ce qui, disoient-elles, n'arrivoit point aux autres ; mais un Chirurgien un peu au fait des dangers de l'opération de la Phlébotomie, & instruit de la maniere dont saignoit le Praticien en question, se gardera bien de l'imiter dans tous les cas ; feu M. J. . . . piquoit donc toujours en plongeant seulement, & ne faisoit jamais d'élévation ; ainsi il n'est pas étonnant que de cette façon, il évitât au Malade la petite douleur que peut causer l'élévation : tout Chirurgien peut saigner ainsi, mais plusieurs fameux Praticiens sont trop prudens pour le faire ; la peau étant bien tendue, une lancette bien tranchante ne fera jamais de mal ;

mais auffi combien de rifques ne court - on pas en employant cette mauvaife pratique? c'eft une héréfie en Chirurgie; le bien de la fociété exige qu'on la détruife, & qu'on mette tout en œuvre pour empêcher que les Etudians n'en foient imbus. Auffi fuis-je très-perfuadé qu'il eft arrivé à ce Praticien beaucoup de malheurs que fa fortune a fçu cacher.

Le choix des inftrumens contribue encore beaucoup à la perfection de la Saignée; un Phlébotomifte aura beau être jeune, avoir la main légére, fçavoir fon Anatomie, la théorie & la pratique de la Saignée par cœur, il ne fe fera jamais une bonne réputation, tant qu'il aura de mauvaifes lancettes, il paffera toujours pour avoir la main lourde. On doit avoir un foin extrême de fes lancettes, **il faut bien les effuyer**; car fouvent ces petits abfcès qui furviennent à l'ouverture d'un Saignée, n'ont d'autres caufes qu'une lancette mal-propre; on prendra bien garde, fi elles ont le tranchant bon, & la pointe non émouffée.

Le meilleur Ouvrier d'aujourd'hui, eſt, ſelon moi, Vigneron, au Trefle ; les lancettes qu'il fait ſont parfaites, & ſont employées par les meilleurs Phlébotomiſtes de la Capitale, & des autres grandes Villes du Royaume. C'eſt auſſi chez lui qu'un Chirurgien curieux doit prendre ſes inſtrumens ; le fameux arſénal de feue Madame d'Orleans, Abbeſſe de Chelles, & dont cette illuſtre Princeſſe a fait preſent à mon pere, eſt de Vigneron, au Trefle. Jamais je n'ai rien vû de plus achevé, que le trépan qui eſt dans cette caiſſe.

La petite digreſſion que je viens de faire, eſt pour prouver aux Etudians l'avantage que l'on retire d'avoir des inſtrumens faits par un bon Ouvrier.

On doit encore les faire repaſſer par le mème Coutelier qui les a faits, puiſqu'il eſt de ſon honneur que l'Opérateur en ſoit content.

Mais malgré toutes les précautions que nous avons indiquées, quelques bons inſtrumens qu'on ait, il ſe trouve encore des veines, qui, quoique bien aſſujetties, gliſſent cependant ſous la lancette, & le Chirurgien s'en apperçoit. Pour lors, quitte à faire une grande ouverture, il faut ſuivre le vaiſſeau, ainſi qu'il m'eſt arrivé le Mardi au ſoir 12 Novembre 1748. je ſaignois une Demoiſelle fort graſſe, qui l'avoit déja été la veille par l'Aide de mon pere. Ce garçon me dit, qu'il l'avoit piqué au bras droit, que la médiane & la baſilique étoient inſenſibles, qu'il n'y avoit que la céphalique qu'on pût ſentir, mais qu'elle étoit très-- profonde ; il la piqua néanmoins, & la Saignée fut paſſable. Je reſaignai la Malade le ſoir par la même ouverture, mais comme le vaiſſeau ne me fournit que deux petites poilettes, je fus con-traint de la reſaigner le lendemain, ſa maladie le requérant. C'étoit donc le Mardi au ſoir, ainſi que je viens de le dire ; je fis aſſiſter l'Aide de mon pere à la Saignée ; je pris le bras gau-che, qui étoit celui qui n'avoit pas encore été piqué, je ne ſentis à ce bras que la médiane & la céphali-que : je préférai la premiere veine, quoiqu'elle fut unie au tendon , & ſituée aſſez profondément ; je portai

ma lancette obliquement & en-def-
fous : l'incifion faite, car à ces fortes
de Saignées il ne faut pas aller en
étourdi, on ne fçauroit au contraire
trop ménager la conduite de fon inftrument, je fentis donc le vaiffeau
rouler : l'ouverture étoit médiocre,
& fi j'avois retiré ma lancette, la
Saignée étoit manquée. Pour ne pas
repiquer deux fois, je fus donc obligé d'aller chercher mon vaiffeau ; fi
j'avois piqué deux fois, cela auroit
été difgracieux pour la Malade, les
Affiftans & l'Opérateur. S'il fe trouve cependant dans le voifinage de
la veine des parties refpectables , il
n'y a pas à balancer, il faut retirer
fa lancette ; en pourfuivant la veine
dont je fais mention, je fentis une
certaine réfiftance dont nous avons
parlé plus haut , & cette réfiftance
jointe à quelques gouttes de fang
que j'apperçus à mon inftrument,
me fit juger que la veine étoit ouverte ; je fis auffi-tôt l'élévation , &
je vins ainfi à bout de faigner une
perfonne fort graffe & très-difficile,
de la faigner, dis-je, le plus parfaitement du monde. Il fortoit par
l'overture

l'ouverture un peu de graiſſe que je
fis rentrer en mettant la compreſſe.
Le récit que je viens de faire eſt long,
mais les réflexions que je viens de
citer, ſe doivent faire auſſi-bien que
l'exécution dans le même inſtant ;
& je n'ai pas été à faire cette Saignée, le double du tems qu'on em-
ploye ordinairement pour piquer ces
vaiſſeaux, gros, apparens, ſuperfi-
ciels, & à l'abri de tout danger. Il y
a cependant encore une remarque à
faire ſur cet article ; lorſque j'ai dit
qu'il falloit ſuivre ſon vaiſſeau , j'entends que le Phlébotomiſte eſt au
fait de ſa profeſſion , & qu'il agira
avec prudence. A la Saignée dont je
parle, je ne craignois ni l'artere, ni
le tendon ; le tendon étoit à côté de
ma lancette, mais non pas du côté
avec lequel je pourſuivois la médiane ;
j'avois fait mettre auparavant le bras
en pronation : l'artere étoit fort éloi-
gnée , & enfoncée par la compreſſion de ma ligature : d'ailleurs elle
étoit environnée de graiſſe ; l'aponévroſe étoit donc la ſeule choſe que
je duſſe appréhender ; mais en ne
plongeant pas perpendiculairement,

C

on évite sa piquûre, à moins qu'elle
ne soit superficielle.

DU TROMBUS.

LE second des accidens légers est
le Trombus. Cet accident arrive plus souvent à ceux qui appren-
nent à saigner, qu'aux personnes qui
pratiquent depuis long-tems ; une
certaine timidité qui n'est pas blâ-
mable, & je le sçais par expérience,
leur fait craindre d'aller trop avant ;
ils font une petite ouverture, & celle
de la peau n'étant pas parallelle à
celle du vaisseau, il se forme une tumeur grosse quelquefois comme un
petit œuf. Lorsque le Trombus est
petit, une compresse trempée dans
de l'eau-de-vie le résout ; il y a quelques Praticiens qui conseillent de
mettre du sel dans la compresse, il
n'y a aucun inconvénient à suivre
ce dernier avis ; mais j'ai toujours
vû employer l'eau-de-vie avec succès, même pour des Trombus consi-
dérables. Il en est cependant de si

gros, que l'application des liqueurs
spiritueuses est inutile, & qu'il faut
absolument diviser les tégumens pour
les guérir, ainsi que je l'ai vû à deux
personnes différentes.

1°. A un Soldat du Régiment
Royal Artillerie, auquel il étoit sur-
venu un Trombus si considérable par
la faute de celui qui l'avoit saigné,
qu'il excédoit la grosseur d'un œuf
de poule. Faisons ici une remarque.

Lorsque le Chirurgien s'apperçoit
que le Trombus va se former, &
qu'il sera d'une grosseur, telle que
celle que je viens de décrire, il doit
aussi-tôt mettre la compresse trempée dans de l'eau-de-vie, & faire le
bandage ; sinon le sang qui sortira
toujours de la veine, & qui n'aura
point d'issue par l'ouverture de la
peau, dont le diamètre est moindre
que celui du vaisseau, s'épanchera
sous les tégumens, & formera en
s'épanchant sans cesse, une tumeur
qui pourra devenir intéressante, s'il
y a sur-tout quelque vice dans la
masse du sang, tel que scorbutique,
vénérien, &c.

Le Soldat dont je parle, & auquel

je reviens, avoit la vérole : la tumeur
du Trombus devint livide ; on mé
fit voir son bras, je le queſtionnai,
& j'appris qu'il avoit eû une chaude-
piſſe, qu'il diſoit avoir été très-bien
guérie ; je ne fus pas d'accord avec
lui ſur cet article, je m'apperçus au
contraire, tant par ſa confeſſion générale, que par la viſite de ſon corps,
que la chaude-piſſe avoit été arrêtée
mal-à-propos, & lui avoit occaſion-
né la vérole, dont j'eus pour ſignes
tous les ſimptômes les plus communs, tels que chancres à la bouche, à la verge, &c. Comme je ne
pouvois pas le conduire dans cette
derniere maladie, étant obligé de
joindre le Quartier général, je lui fis
une ouverture cruciale aux tégumens ; j'ôtai tout le ſang épanché,
je lavai la playe avec de l'eau-de-vie,
& je la pançai avec de la charpie ſé-
che, une compreſſe trempée dans de
l'eau-de-vie, & un bandage convenable ; je lui conſeillai enſuite de
s'adreſſer au Chirurgien - Major de
ſon Régiment, pour recevoir de lui
les ordres néceſſaires touchant ſa
maladie : je ſçûs peu de tems après

qu'on fut obligé de le paſſer par les grands remédes, ſon état devenant déplorable, & ſon abçès ne ſe refermant point : il fut guéri radicalement par ce moyen.

2°. Je vis un Trombus encore fort conſidérable à un Prêtre, d'un caractere mol, mélancolique, cacochime. Un ſang humoral, & dans la compoſition duquel il entroit fort peu de principes volatils, compoſoit ſous les tégumens, dans l'endroit de la piquûre de la Saignée un Trombus aſſez gros, & une échimoſe ſous les tégumens de l'avant-bras ; on me le fit voir, je le mis à la diette, je lui fis prendre d'une ptiſanne rafraîchiſſante, & après l'avoir ainſi préparé pendant deux ou trois jours, je le reſaignai de l'autre bras deux fois, & après la ſeconde Saignée, je lui fis une inciſion cruciale au Trombus, & ſix ſcarifications à l'avant-bras ; la playe fut panſée avec des liqueurs ſpiritueuſes, telles que l'eau-de-vie ſimple & camphrée ; Il ſurvint ſuppuration, que j'entretins avec le ſuppuratif & l'onguent de la mere ; la playe fut quinze jours à ſe

cicatrifer , & elle ne parvint à une
parfaite guérifon , qu'après que le
malade eut été purgé deux fois avec
une médecine liquide , compofée
des drogues fuivantes.

> Manne . . . . 2 onces.
> Sel végétal . . . 1 gros.
> Follicule, Rhubarbe 1 gros de
>   chacune.
> Et Sirop de pommes compofé ;
>   2 onces.

Il fût encore purgé pendant quinze jours avec les pillules mercuriel-
les ,dont il en prit huit , une le matin ,
laiffant un jour de diftance.

DE L'ECHIMOSE.

LE troifiéme & dernier des accidens légers , c'eft l'Echimofe.
Elle eft compofée de fang épanché
plus ou moins fous les tégumens.
Si c'eft peu de chofe , une compreffe
trempée dans quelque liqueur fpiritueufe la réfoudra. Si elle eft fembla-

ble à celle que je viens de décrire,
on pourra mettre, fi on le juge à
propos, les mêmes moyens dont
nous nous fommes fervis, pour parvenir à une entiere & parfaite guérifon.

DES ACCIDENS MOINDRES.

NOus avons affez parlé des légers
accidens ; entrons maintenant
dans le détail de ceux qui font mis
dans la claffe des moindres. Ceux-ci
font la tumeur lymphatique, l'engourdiffement, la piquûre d'un nerf, &
celle du périofte. Il furvient fouvent plufieurs autres petits accidens
qui ne proviennent que de la mauvaife conftitution du Malade. Perfonne n'en eft refponfable.

DE LA TUMEUR
lymphatique.

IL arrive quelquefois qu'il paroît
dans l'endroit où on a piqué, une
petite tumeur formée par une lymphe

épanchée de plusieurs petits vaisseaux
qui contiennent cette liqueur , &
qu'on nomme pour cette raison,
vaisseaux lymphatiques. Il faut né-
cessairement que ces vaisseaux pour
former cette tumeur, ayent été ouverts en même-tems que la veine ;
c'est un de ces accidens dont on ne
peut rejetter la faute sur qui que ce
soit, à moins qu'on n'en veuille ac-
cuser la nature. Il peut se faire cependant qu'il n'y ait quelquefois
qu'un simple écoulement de la lymphe sans tumeur ; un bon bandage
procure souvent la réunion de ces
vaisseaux, & en conséquence arrête
l'écoulement de la liqueur qu'ils contiennent ; mais si l'écoulement résiste
à ce reméde, M. de la Faye, plusieurs autres grands Praticiens, & un
sur-tout que je n'ose nommer, conseillent l'application de la pierre in-
fernale , & un emplâtre de céruse,
dit M. de la Faye ; mais mon pere
se sert avec plus de succès d'une compresse trempée dans l'eau-de-vie : si
on s'apperçoit néanmoins qu'il y ait
tumeur de lymphe épanchée, on
fera une petite incision pour en pro-

curer l'iffue, & on fera une légére compreffion. Au refte, cet épanchement - là n'a rien de dangéreux, quand on y remédie promptement.

DE LA PIQUURE D'UN *Nerf*.

EN piquant la médiane il peut arriver qu'on pique, ou au moins qu'on effleure le nerf mufculocutané qui paffe deffous cette veine ; fi on n'a fait que l'effleurer, le Malade fentira auffi-tôt une douleur aiguë, dont il donnera des preuves par le frémiffement involontaire qu'il fera dans le tems même de la piquûre. Cette douleur dure quelquefois huit jours, d'autres fois quinze jours ; j'ai vû des exemples de deux mois, fur-tout au pied. Un Suiffe s'en vint me confulter fur une douleur confidérable qu'il reffentoit à la malléole, lieu où il avoit été faigné ; il fe plaignoit auffi que le Chirurgien qui l'avoit piqué lui avoit fait beaucoup de mal, & qu'il en reffentoit tout le long de la cuiſſe; la ſaphéne avoit été piquée beaucoup au-deſſus de la malléole, ainſi je décidai, eû égard à la douleur de la cuiſſe, qu'on avoit coupé ce rameau du nerf crural qui accompagne & recouvre ſouvent la veine ſaphéne : je demandai au Suiſſe combien il y avoit de tems depuis la ſaignée, il me répondit un mois ; il fut encore un autre mois à ſentir des douleurs très-aiguës, qui ne s'appaiſerent & ne ceſſerent enfin qu'à l'uſage du reméde que je vais indiquer. Pour remédier donc à cet accident, qu'il eſt impoſſible de prévoir, & qu'on ne pourroit éviter qu'en ouvrant les veines ſelon leur longueur, ce qui ne peut arriver très-ſouvent, ſi l'on conſidére les diverſes ſituations des veines, & leurs différentes qualités, & ce qui ſeroit inutile dans le cas où ce rameau de nerf paſſeroit par-deſſus la veine; pour remédier, dis-je, à cet inconvénient, & pour appaiſer la douleur, on fera des embrocations ſur toute la partie où on ſent de la douleur avec un mêlange d'huile d'amande douce & d'eau-de-vie, ayant

foin que ce mêlange foit chaud, &
qu'il y ait le double d'huile ; on laiffera fur la partie une compreffe trempée dans ce mêlange, on réitérera
les embrocations de quatre en quatre heures. Si le nerf eft piqué, ou
coupé totalement, ce dernier cas eft
fort rare, le Malade reffentira une
douleur vive, infupportable, qui va
jufqu'au cœur, & il fuccédera à ces
douleurs un engourdiffement le long
de la partie où ce nerf fe diftribue.

DE L'ENGOURDISSEMENT.

L E S douleurs feront appaifées
par les remédes ci-deffus énon-
cés, mais l'engourdiffement doit
être traité avec le baume de Fiora-
renti, & portion égale d'eau-de-vie
camphrée & d'efprit-de-vin, le tout
mêlé avec une quantité d'huile de
Thérébentine, auffi égale à celle
des deux liqueurs dont je viens de
parler ; fi la douleur eft toujours
confidérable, & fi elle empêche le
Malade de dormir, il fera refaigné

de l'autre bras , une, deux, ou trois fois , selon la prudence du Chirurgien & les forces du Malade. On continuera le même pansement , qu'on comprimera avec un bandage serré médiocrement.

DE LA PIQUURE DU
Périoste.

ON peut endommager le Périoste , en ouvrant la veine saphéne à la malléole interne, ou ses ramifications sur le cou-de-pied ; on peut encore l'endommager aux Saignées de la main & du temporal, &c. Cet accident peut provenir du Malade , ou du Chirurgien ; ce sera la faute du Malade, si dans le moment·même qu'on le pique , il fait quelque mouvement capable d'occasionner ce malheur , & l'Opérateur péchera , s'il enfonce sa lancette trop avant , soit qu'il l'ait plongée perpendiculairement, soit un peu trop obliquement ; car dans les cas où l'on rencontre des veines situées sur

le Périoste, on doit bien se donner
de garde de trop plonger sa lancette, comme je viens de le dire, ou
de prendre le vaisseau trop obliquement ; il faut au contraire élever,
aussi-tôt qu'on s'est apperçu par les
moyens que j'ai annoncés plus haut,
que la veine est ouverte ; mais, quelque soit l'auteur de cet inconvénient, on ne sera que trop certain
de l'existence du malheur , par les
douleurs affreuses & cruelles que res-
sentira le Malade , & par la résistance considérable que l'Opérateur sentira à la pointe de son instrument
qui s'en trouvera émoussé. On peut
remédier à cette infortune en trem-
pant des compresses dans égale quantité d'eau-de-vie & d'eau commune,
le tout chauffé & appliqué chaude-
ment. Si l'inflammation & la tension
diminuées, on s'apperçoit qu'il suin-
te quelque liqueur par l'ouverture
de la Saignée , l'onguent de la mere
en procurera la suppuration ; on
desséchera ensuite la playe avec l'eau-
de-vie pure , dans laquelle on trem-
pera des compresses : ce sera encore
un grand bonheur , si cet accident

céde à ces remédes ; mais s'il y ré-
fiftoit, on feroit contraint de faire
incifion pour débrider le Périofte :
l'os qui fera pour lors découvert,
fera couvert auffi-tôt d'un plumaceau trempé dans quelque liqueur
fpiritueufe, ayant foin de ne le laif-
fer expofé à l'air, que pendant le
tems néceffaire pour ôter l'ancien
plumaceau, & pofer le nouveau. On
fera très-bien, & il eft même utile,
d'avoir foin que la chambre foit bien
clofe, & qu'il y ait un réchaut de
braife bien allumée, & non pas de
charbon, tant pour raréfier l'air, que
pour mettre la playe à l'abri de toutes les infultes de cet élément ; on
mettra fur la playe un autre plumaceau garni de fuppuratif ; la douleur
ceffée, & l'os recouvert par une petite extenfion de chairs vermeilles,
on cicatrifera la playe avec les remédes convenables.

Tous les accidens dont nous venons de parler, les médiocres fur-
tout, font bien fâcheux ; mais aucun
n'eft comparable à ceux qu'on appelle les grands accidens. Lorfque le
Chirurgien s'apperçoit de quelqu'un

de ces malheurs, il faut qu'il commence par ne pas s'effrayer lui-même, parce que s'il perd la tête le premier, sur-tout dans la piquûre de l'artere, il risque de faire perdre la vie au Malade, au lieu qu'il peut la lui conserver, en gardant son sens froid, & en remédiant à l'accident, selon les règles de l'art.

DES GRANDS ACCIDENS.

ON distingue trois sortes de grands accidens. On les nomme ainsi, par rapport aux suites terribles qui en résultent le plus souvent. Un Chirurgien est d'autant plus infortuné quand il a le malheur de piquer, soit l'artere, soit le tendon, & qu'on en reste estropié, qu'il n'est plaint de personne, qu'il est inexcusable, que tout le monde rejette sur lui la faute, l'abandonne, qu'il perd toutes ses pratiques; enfin qu'il passe pour un ignorant. Il y a plus, combien de gens le veulent rendre responsable de ces malheurs aufquels fouvent le Malade aura le plus contribué. On voudroit, pour combler l'infortune de l'Opérateur, le contraindre à payer penfion au Malade eftropié, s'il n'eft point à fon aife. On juge, fans confidérer que le Malade aura pû s'occafionner fon malheur par quelques-uns de ces mouvemens, dont nous avons parlé plus haut; quelle injuftice! on eft fouvent ingrat envers un Chirurgien auquel on doit la vie, & on veut le punir d'une faute involontaire, d'un crime qui n'exifte que dans l'idée des accufateurs. On fçait qu'un Chirurgien étant homme, eft fufceptible des plus grandes vertus, comme des plus grands vices, & qu'il peut conféquemment être affez miférable, pour piquer une artere à une perfonne qu'il haïra; mais un monftre de cette efpéce, eft digne dès-lors des plus grands fupplices; il eft criminel envers Dieu & la confiance publique: on devroit inventer pour un tel fcélérat de nouvelles punitions, le mettre aux portes du trépas, & lui rendre la vie de nouveau, pour le faire mourir plufieurs fois, s'il étoit poffible.

DE LA PIQUURE DU
Tendon.

L'ACCIDENT dont je parle maintenant eſt fort dangéreux, le tendon étant compoſé d'un tiſſu nerveux très-ſerré ; quand on pique un tendon, le Malade reſſent une douleur vive, parallelle à celle que procure un nerf piqué : je dis que le Malade reſſent ſeulement une ſemblable douleur, mais non pas l'engourdiſſement, qui eſt une ſuite inévitable de la piquûre d'un nerf ; il eſt rare qu'il ſoit complet dans celle d'un tendon, non-ſeulement ces piquûres de tendon ne ſont pas mortelles ; il arrive même quelquefois que le Malade n'en eſt pas eſtropié, mais les exemples n'en ſont pas communs. Nous en avons cependant un fameux donné à l'Académie Royale de Chirurgie par feu M. Granier, un de ſes Conſeillers : cet Académicien rapporte dans ſon Mémoire, qu'une perſonne à qui il coupa le tendon du muscle biceps, a conservé tous les mouvemens, & toute la force de cette extrêmité supérieure.

Les remédes à cet inconvénient sont les Saignées réitérées, les cataplasmes de mie de pain & de lait, pour prévenir l'irritation, la tension & l'inflammation; je crois qu'il n'est pas nécessaire de dire, qu'aussi-tôt qu'on s'est apperçu qu'on a endommagé le tendon, on doit cesser la Saignée dans le moment même, ôter aussi-tôt la ligature, & mettre en œuvre les remédes que nous indiquons. Si la partie affectée veut suppurer, on aidera la suppuration par une petite dilatation des tégumens, un bourdonnet garni de suppuratif, & l'emplâtre d'onguent de la mere; mais s'il étoit besoin d'en venir à quelqu'opération considérable, selon les divers accidens qui pourroient accompagner la lésion de cette partie, c'est pour lors que le Chirurgien ordinaire doit demander consultation, & s'en rapporter plutôt à la décision de deux ou trois de ses Collégues qu'à la sienne propre; & il suivra exactement ce qui aura été réfolu, & décidé le plus convenable à l'état de fon Malade.

DE LA PIQUURE DE
l'Aponévrofe.

S'IL y a fluxion au bras , & à l'avant-bras par l'attouchement de l'Aponévrofe , on faignera de l'autre bras , autant que le cas le ré-querera. Par ces Saignées on détour-nera les humeurs qui pourroient fe fixer en cet endroit, & produire des accidens fâcheux ; les embrocations avec les huiles de camomille, rofat, & les cataplafmes réfolutifs & ano-dins ne doivent point être oubliés ; mais s'il y avoit fluctuation , il fau-dra en ouvrant la tumeur , donner iffue aux matieres épanchées fous l'aponévrofe : le Malade fera mis à un régime convenable ; il ne pren-dra que des bouillons , s'abftiendra des alimens gras , huileux , fulphu-reux , &c. & fera faigné plufieurs fois. Ces piquûres du tendon & de l'aponévrofe , font très-certainement dés malheurs des plus grands, & des plus difgracieux pour un Malade qui fera eftropié, & pour un Chirurgien, qui, quoiqu'il ait pris toutes les précautions imaginables, fe trouvera cependant expofé à paffer pour un ignorant, & à perdre fes Pratiques : néanmoins quelques confidérables que foient ces malheurs, ils n'approchent pas encore de la piquûre de l'artere. Avant de parler de ce fâcheux accident, nous dirons un mot cependant de la foibleffe, & de la perte de connoiffance.

DE LA FOIBLESSE
pendant ou après la Saignée.

LORSQU'IL arrive que le Malade fe trouve mal, cela ne doit pas l'inquiéter, ni les Spectateurs, encore moins le Chirurgien ; ces foibleffes ne font point à craindre, elles font au contraire une preuve de la révolution de la Saignée. Régle générale : on doit, auffi-tôt qu'on s'apperçoit que le Malade pâlit, &

va se trouver mal , cesser la Saignée, si elle est presque faite. Si cependant on n'a encore que deux ou trois poilettes , l'Opérateur se contentera de mettre seulement un doigt sur l'ouverture de la veine pour arrêter l'issue du sang , & si le Malade revient, & qu'il soit dans son lit , le Chirurgien le fera coucher à plat , & achevera ainsi la Saignée. C'est aussi de cette façon qu'on doit saigner les personnes foibles , & qui l'ont déja été beaucoup de fois dans la même maladie ; il est rare qu'un Malade couché à plat dans son lit , & qu'on saigne de cette façon se trouve mal : il est vrai, que le sang ne vient pas si bien , mais quand un vaisseau est bien ouvert, de quelque façon que le sang vienne , la Saignée est toujours bonne. Si cependant la foiblesse du Malade dure long-tems , & si elle est accompagnée de perte de connoissance, & de mouvemens convulsifs , il n'y a pas à balancer, il faut cesser la Saignée sur le champ, quitte à la renouveller , s'il en est besoin. Pour aider un Malade à reprendre ses sens, il est mille petits remédes innocens très-convenables pour parvenir à ce but : on peut l'agiter , lui jetter de l'eau au visage, la desserrer, si c'est une femme, lui faire sentir quelques liqueurs spiritueuses, telles que le vinaigre, l'eau de la Reine d'Hongrie, &c. lui pincer le nez, l'appeller par son nom ; toutes ces choses conviennent , & réussissent dans cette occasion. Si le Malade ne revient pas , malgré tous ces secours, le plus efficace pour lors, est de mettre le Malade sur le carreau, couché tout de son long , sans que la tête soit appuyée : on prendra seulement garde que la tête ne soit pas frappée par quelque corps dur. On aura soin de la poser doucement sur le parquet, & le Malade restera dans cette posture, jusqu'à ce qu'il recouvre entiérement la connoissance ; ce qui arrivera bien-tôt par la fraîcheur du parquet, & de l'air qu'on aura fait entrer, en ouvrant les fenêtres de l'appartement ; il n'y aura pas de mal , ce sera au contraire très-bien de faire boire un verre d'eau fraîche au Malade. Tous ces divers moyens que nous venons d'indiquer font très-à-propos, Nous dirons encore cependant une chofe au fujet de ce que nous avons avancé, que de jetter de l'eau au Malade fur le vifage, cela le faifoit revenir par le faififfement dont il eft frappé ; mais autant ce reméde eft néceffaire aux hommes, & pour les perfonnes du fexe féminin qui ne font pas dans un tems critique, autant il eft pernicieux pour les femmes ou filles qui ont actuellement leurs régles ; le trop grand faififfement peut leur caufer une révolution très-dangéreufe. Paffons maintenant aux chofes convenables pour remédier à un accident bien plus terrible.

DE LA PIQUURE
de l'Artere.

LE Chirurgien peut s'appercevoir qu'il a piqué l'Artere.

1°. S'il a fenti une réfiftance plus confidérable qu'à l'ordinaire, en ouvrant le vaiffeau. 2°. Si le fang fort avec impétuofité & en fautillant.

3°. Si le fang eſt d'un vermeil oran‑
gé. 4°. Enfin, s'il lui eſt impoſſible
de l'arrêter, comme à une ouverture
de la veine.

La réſiſtance, provient de la dure‑
té & de l'élaſticité des tuniques qui
compoſent le vaiſſeau artériel ; la
veine n'a que trois tuniques ; l'arte‑
re en a quatre, & celles des arteres
ſont mêmes plus ſerrées, & plus
compactes que celles des autres
veines.

L'impétuoſité du fang & ſes ſau‑
tillemens, ſont occaſionnés par la
force & la vîteſſe avec leſquelles il eſt
pouſſé par le vaiſſeau qui le contient,
& dont les pulſations continuelles
procurent ſans ceſſe l'iſſue.

Le vermeil orangé, eſt la couleur
du fang artériel.

Enfin, la peine & l'impoſſibilité
d'arrêter le fang qui ſort d'une artere
ſituée dans un lieu mol, provien‑
nent de la même cauſe que nous ve‑
nons d'expliquer il n'y a qu'un mo‑
ment, je veux dire, des mouvemens
qu'on nomme *diaſtole* & *ſiſtole*, par
leſquels l'artere eſt contractée & di‑
latée alternativement ; ce ſont ces
deux

deux mouvemens antagonistes qu'on nomme vulgairement le *pouls.*

Si ces quatre circonstances sont réunies, & remarquées par le Chirurgien, il peut statuer que l'artere est ouverte ; c'est pour lors qu'il doit conserver toute sa fermeté ; pour ne point s'ébranler lui-même, ni le Malade. Ce qu'il doit faire se réduit aux articles suivans.

Il commencera, sous divers prétextes qu'il aura la prudence d'amener, de laisser couler le sang, jusqu'à ce que le Malade tombe en syncope ; le sang diminuera de sa vîtesse, dès que le Malade commencera à s'affoiblir, & il s'arrêtera entiérement, si-tôt que le Malade n'aura plus de connoissance : ainsi le Chirurgien aura plus de facilité à mettre les compresses nécessaires pour arrêter le sang, & pour aider la cicatrice de l'artere. L'Opérateur mâchera un peu de papier brouillard qu'il mettra sur l'ouverture de l'artere, il posera ensuite une petite compresse bien épaisse dans laquelle il y aura une piéce de monnoye capable de former un point d'appui ; il en remettra une autre plus

large par-dessus, & il serrera le bandage beaucoup plus fort qu'à l'ordinaire, ayant soin aussi que la bande
soit trois fois au moins plus grande
que de coutume. Le Phlébotomiste
ne manquera pas d'ordonner une
diette des plus exactes au Malade,
en lui représentant que son sang ne
péche que par la quantité, & qu'il
est absolument nécessaire de désem-
plir les vaisseaux. C'est encore pour
cette même raison, qu'après avoir
mis le bras du Malade en écharpe,
il lui recommandera bien de ne pas
le remuer en aucune maniere, de peur
que le sang qu'on a eu beaucoup
de peine à arrêter, ne s'échappe de
nouveau. Le Chirurgien n'abandon-
nera point un Malade de cette im-
portance, il fera rester auprès de lui
un Aide, qui aura soin de regarder
le bras de tems-en-tems, & assez
d'expérience pour agir en conséquence au défaut du Maître en Chirurgie. Ce dernier ira voir lui-même
son Malade au bout de cinq ou six
heures, il le resaignera de l'autre
bras, & réitérera ainsi les Saignées,
selon les forces du Malade : car, il est

abſolument néceſſaire dans cette fatale circonſtance, de diminuer le volume du ſang. Par cette diminution on affoiblit l'élaſticité des tuniques artérielles, & conſéquemment leur vîteſſe; moins il paſſe de ſang dans l'artere, moins le diamètre en eſt grand; & moins ſa dilatation. eſt fréquente, plus les tuniques auront d'aiſance à ſe rapprocher, & à ſe réunir hermétiquement. Ces tuniques dont le diamètre eſt moindre par le peu de ſang qu'elles contiennent, étant encore comprimées par les deux compreſſes graduées, dont nous venons de parler, & par un bandage très-ſerré, tout contribue à la parfaite réunion des tuniques qui compoſent le tiſſu du vaiſſeau artériel. Si on n'a aucun ſigne que le ſang s'épanche, ſoit extérieurement, ſoit intérieurement, pluſieurs heures après l'accident, le Chirurgien doit de plus-en-plus encourager le Malade à ſuivre exactement le régime qu'il lui preſerit; & ce régime conſiſtera en bouillons très-légers de quatre en quatre heures, & les ſaignées; le bandage ne ſera point ôté

de deux fois vingt-quatre heures, &
même, selon les plus grands Praticiens, de deux fois quarante - huit
heures. Au bout de ce tems le Chirurgien levera son appareil , & il
examinera bien le bras de son Malade , auquel il aura soin de recommander de tenir toujours son bras
en angle aigu ; car , encore une fois ,
on ne sçauroit trop prendre de précautions. S'il n'y a rien d'extraordi-
naire , c'est le plus grand bonheur
qui puisse arriver ; mais l'Operateur
pour plus grande sureté , ne laissera
pas de mettre par provision une nouvelle compresse, assez forte même, &
une bande , mais médiocrement fer-
rée. Si ces remédes réussissent , & si
le Chirurgien peut conjecturer que la
cicatrice de l'artere est faite , néanmoins comme elle doit être encore
fort tendre , il sera de la prudence
de l'Opérateur , de faire tenir les huit
premiers jours un régime médiocre
à son Malade : la raison en est simple ,
par ce moyen , il accoutumera peu-
à-peu la cicatrice à un mouvement
qui lui étoit étranger , les mollécules
mêmes de sang pourront la fortifier ,

ſi leur mouvement leur permet de paſſer légérement deſſus cette cicatrice ; ce qui arrivera, ſi on diminue la vîteſſe du ſang par un régime convenable. Et au contraire, ſi le Chirurgien laiſſoit dans ces commencemens le Malade maître de manger, comme à ſon ordinaire, il riſqueroit de perdre ſon Malade par cette cruelle complaiſance, en voici la raiſon : le volume du ſang qui augmenteroit bien-tôt, augmentetoit auſſi à ſon tour le diamêtre des vaiſſeaux ; celui de l'artere qui vient d'être endommagée, il n'y a qu'un moment, & qui eſt à peine cicatriſée, deviendra plus conſidérable, & augmentera l'élaſticité de ſa circonférence, dilatera ſes rayons, & conſéquemment les fibres de ſa cicatrice, qui étant encore très-foibles, ſeront obligées de céder aux efforts impétueux du ſang, & procureront un nouveau ravage beaucoup plus dangéreux que le premier. Ce dernier diminuant par cette nouvelle diviſion les lévres des tuniques, & faiſant par conſéquent un nouvel obſtacle à la réunion, & cet obſtacle nouveau eſt beaucoup plus invin-

cible que le précédent. Un Chirurgien ingénieux & prudent, peut donc
aifément fe perfuader par ces raifons,
de la conféquence de la diette dans
ces commencemens ; mais fi par
malheur l'artere ne céde pas aux ar-
mes que nous venons de lui oppofer,
aux remédes que nous venons d'indiquer, & cela fera facile à reconnoître par le fang qui s'échappera,
foit par l'ouverture extérieure de
l'artere, foit intérieurement ; alors il
n'y a pas à balancer, il faut fe dé-
terminer à en venir à l'opération
appellée *anévrifme* ; opération que
le Chirurgien ordinaire ne doit jamais entreprendre, fans le confeil
ou l'affiftance de deux ou trois Praticiens célébres, je fous-entends au
moins, que le tems & l'occafion per-
mettent qu'ils foient appellés.

DE L'ANEVRISME.

CE terme a trois différentes figni-
fications : tantôt on entend par
ce mot, la dilatation d'une artere,

fans qu'il y ait ouverture à ce vaiffeau : tantôt il veut dire, une incifion faite aux tuniques artérielles, ·
par quelque caufe que ce foit, foit
par une arme blanche, telle qu'épée,
fabre, lance, lancette, foit par une
efquille, &c. Enfin, ce terme veut
dire, l'opération qu'on fait pour lier
une artere coupée. Cette derniere
fignification étant la feule qui nous
concerne actuellement, nous ne nous
arrêterons qu'à elle feule, fans parler
plus amplement des autres.

DE L'OPE´RATION DE
l'Anévrifme.

IL faut fe dépêcher à faire un appareil, tant des inftrumens que du
panfement ; il confifte à avoir un
tourniquet, un biftouri, des cifeaux,
un écrine, des aiguilles courbes, du
fil ciré, plufieurs compreffes graduées, de la charpie, des poudres
aftringentes, un emplâtre, & une
bande. Le Malade dans une fituation
qui ne foit point gênante, ni pour

lui, ni pour l'Opérateur, les Aides placés felon les ordres du Chirurgien, le tourniquet de M. Petit posé, l'incifion faite aux tégumens avec le biftouri, qui eft préféré à la lancette à abfcès par les Praticiens modernes, l'aponévrofe dilatée, le fang caillé & épanché étant ôté, l'intérieur du bras à découvert lavé, l'Opérateur ordonnera qu'on lâche un peu le tourniquet qui aura été bien ferré, avant l'incifion des tégumens ; le tourniquet un peu lâché, fera découvrir le lieu de l'ouverture de l'artere, qui fe fera connoître aifément par le fang qui en réjaillira ; l'Opérateur fe gardera bien de difféquer l'artere, felon le fentiment de quelques Auteurs, de crainte de divifer quelques-uns des rameaux artériels, qui doivent fuppléer à la branche principâle qu'on va lier : il pourra feulement en féparer le nerf, s'il en eft proche, & après ces précautions, il fera refferrer le tourniquet, & il opérera felon les régles de l'art : mais fi les vaiffeaux collatéraux ne peuvent pas dilater fuffifamment, la gangrene furviendra

bien-tôt à la partie qu'il faudra né-
cessairement amputer. Au reste,
comme nous ne parlons ici, que
pour les Etudians qui veulent ap-
prendre à saigner, & l'opération
de l'anévrisme devant être confiée
à des Maîtres expérimentés, il est
inutile de nous étendre davantage
sur cet article. Voyons à présent ce
qui concerne la Saignée du pied,
après avoir fait néanmoins quelques
remarques sur le tourniquet de M.
Petit.

Ce Pere de la Chirurgie nouvelle,
Pater Chirurgiæ novæ, a non-seule-
ment été un grand Praticien, mais
il a encore perfectionné sa Profession par de nouvelles recherches,
des inventions utiles, & des ouvra-
ges qui feront à jamais l'admiration
de la postérité. Ce fameux Académicien, que je prendrois plaisir à
louer, si mes forces égaloient mon
zéle, & si la modestie n'étoit pas la
plus grande de toutes ses vertus, a
trouvé le secret de composer un
tourniquet, qui peut servir pour toutes les opérations dans lesquelles il
est nécessaire d'arrêter le cours des

liqueurs, telles que les opérations de l'anévrifme, de l'amputation , &c. Ce nouvel inftrument a des avantages particuliers, qui ne fe rencontrent pas dans les autres ; l'Opérateur peut lui feul , fans aide, par le moyen de la vis , fe rendre maître du cours du fang artériel.

DE LA SAIGNE'E DU PIED.

AVANT que de faire une Saignée du pied , on doit avoir de l'eau chaude dans un vafe convenable. On met tremper dans cette eau les pieds du Malade, & on les y laiffe , jufqu'à ce qu'elle ait fuffifamment raréfié le fang ; il eft inutile que l'eau foit fi chaude, lorfque les veines font groffes, apparentes & fuperficielles ; mais d'un autre côté , il eft néceffaire que ceux dont les vaiffeaux font profonds, & ont de la peine à être fentis, l'endurent à un dégré de chaleur plus confidérable : c'eft une mifere quand il faut faigner du pied des Dames délicates , l'eau

chaude eſt un myſtere pour elles ;
elles ne peuvent pas comprendre
comment on peut la ſupporter ; elles
veulent de la complaiſance. J'en
connois une fort jolie, & à laquelle,
par galanterie, j'avois diminué la
chaleur de l'eau, qui s'eſt rendue
plus raiſonnable par expérience &
par réflexion. Je m'explique.

Je ſentois à cette Dame un rameau
de la ſaphéne aſſez bon, tant qu'il
étoit dans l'eau, mais le pied ne fut
pas plutôt hors de ce liquide, que
je ne ſentois plus qu'un filet ; en ce
cas, on peut piquer le vaiſſeau dans
l'eau ; les plaintes continuelles de ma
charmante Malade, le déſir de la ſa-
tisfaire, tout avoit contribué à faire
refroidir l'eau ; je la piquai cependant, mais le vaiſſeau dont le diamètre étoit diminué de plus des deux
tiers, à le comparer avec celui que
je ſentois dans l'eau, ne fût pas ouvert, j'aimai mieux faire une Saignée blanche, que d'aller labourer
inutilement, voyager dans un pays
inconnu, & riſquer à eſtropier ma
Malade, que ce petit malheur ren-
dit plus courageuſe ; & comme elle

a beaucoup d'esprit, elle fut la premierre à commander qu'on apporte de l'eau chaude ; ce qui ayant été exécuté, & le vaisseau étant redevenu assez considérable pour être ouvert, je le piquai, & je fis la plus belle Saignée du monde. Cette Dame que j'ai saigné plusieurs fois depuis ce tems, m'a dit, qu'elle avoit surmonté ces petites foiblesses ; & moi, je lui avouai franchement que j'avois pris le parti, quelqu'aimable que fut son séxe, de ne plus pousser la galanterie envers les Dames, jusqu'à risquer de les rater : ma Malade convint de l'énormité de mon crime, & m'applaudit sur mon répentir.

Lorsque le Phlébotomiste s'appercevra que le vaisseau est d'une grosseur suffisante pour être ouvert, il fera mettre le pied du Malade sur un de ses genoux ; il posera ensuite sa ligature deux travers de doigt au-dessus de la malléole, il la serrera d'abord médiocrement, il enveloppera ensuite le pied du Malade du linge qu'il a sur ses genoux : après cela il choisira sa lancette, la portera à sa bouche, comme nous avons dit, en parlant de la Saignée du bras ; il essuyera le pied du Malade, resserrera la ligature, placera la lumiere dans l'endroit qui lui sera le plus commode. Enfin, après avoir appuyé son pouce pour rendre ferme la colonne du sang, il fera l'ouverture de la veine, selon les régles de l'art que nous avons enseignées plus haut. S'il pique la saphéne, il prendra garde au petit nerf qui l'accompagne pour l'ordinaire, il respectera aussi beaucoup le périoste ; si la saphéne n'est pas sensible, le Chirurgien pourra piquer quelques-unes de ses plus grosses ramifications, qui se trouvent sur le cou-de-pied, ayant soin de ne pas trop plonger, si ces veines ont pour voisins des tendons, ou le périoste.

On sen souvent un rameau d'artere sur le gros orteil du pouce ; quand je le rencontre, & que je le trouve assez considérable, je ne le manque jamais, je l'ouvre ; mais lorsqu'on veut ouvrir cette artere, ou toute autre qui seroit située sur un os, il faut avoir soin, 1°. de choisir une bonne lancette, les tuniques des arteres étant beaucoup plus dures

que celles des veines ; elles deman-
dent conféquemment un inftrument
capable de leur réfifter. 2°. De mettre une bonne compreffe qui affujet-
tiffe & comprime bien l'artere, & la
compreffe fera elle-même bien af-
fujettie par une bande plus grande
qu'à l'ordinaire , la bande ne fera
défaite que le lendemain. Si cependant l'artere , ce qui eft fort rare,
n'étoit pas encore cicatrifée, on re-
mettroit un nouveau bandage ; l'artériotomie a cet avantage fur la Phlébotomie , la révolution en eft plus
prompte & plus efficace.

Quand un vaiffeau eft flafque , on
mettra , comme dans un autre cas ,
dont nous parlerons ci-après , une
ligature au-deffus de la rotule, & fi
le fang ne vient qu'avec peine , le
Chirurgien fera obligé , fi le vaiffeau
eft bien ouvert, de tenir deux doigts
fur l'ouverture , & de dilater ainfi les
léyres de la petite playe. Cette pratique m'a beaucoup réuffi , & me
réuffit toujours , lorfque je pique de
ces efpéces de vaiffeaux qui s'affaif-
fent , & qui ne font que trop con-
nus des perfonnes employées pour

la Saignée. Si le sang ne vient pas,
parce que le vaisseau est mal ouvert,
on repiquera, si la Saignée n'est pas
suffisante ; le Chirurgien peut néanmoins, pour ménager sa réputation,
cesser la Saignée sous divers prétextes, & en faire une nouvelle le soir,
ou le lendemain matin, si la maladie
le réquiert. Pour lors, il prendra bien
garde de ne pas manquer sa Saignée :
car, telle est notre Profession ; on ne
passe rien à un Opérateur, les fautes
les plus légéres sont pour nous des
crimes impardonnables : le Public est
un maître redoutable, & qu'on ne
sçauroit trop ménager.

Il se trouve des personnes, les
Dames grasses sur-tout sont dans ce
cas, ausquelles il ne paroît, & on ne
sent aucune veine, quelque chaude
que soit l'eau, & quelque ménage-
ment qu'on ait pris pour serrer la
ligature ; j'ai coutume de suivre la
pratique de mon pere dans ces sortes d'occasions ; je mets une ligature
au-dessus du genou, vers l'extrêmité
inférieure du fémur, & au-dessus de
la rotule.

Cette pratique dont je fais mention eſt ſans contredit préférable à celle qu'employent ceux qui ſe ſervent d'un tourniquet d'yvoire compoſé à l'inſtar de celui de M. Petit: je dis plus, à celle que conſeille M. de la Faye dans ſes Remarques ſur Dionis; je prouve ce que j'avance.

Ce dernier Auteur, je parle de M. de la Faye, dit les paroles ſuivantes, c'eſt lui qui parle, je copie ſes propres mots.

» Au lieu de faire la ligature au-
» deſſus des malléoles, je la poſe au-
» deſſous du genou, à l'endroit où
» quelques perſonnes mettent leurs
» jarretieres ; la ligature miſe dans
» cet endroit n'eſt pas moüillée, &
» fait une compreſſion plus exacte
» ſur les veines intérieures, ce qui y
» intercepte la circulation, & fait par
» conſéquent mieux gonfler, & pa-
» roître la ſaphéne, & ſes ramifica-
» tions.

Or, je prends la liberté de demander ici à M. de la Faye, ſi par cette pratique, il prétend arrêter le ſang dans ſa ſource : le ſentiment de cet Auteur, d'ailleurs très-reſpectable, étant mis au jour, je fais maintenant mention de celui de mon pere, qui eſt celui que j'adopte, ſans qu'il entre chez moi aucune partialité ni penchant du côté de la nature. Les Sçavans doivent s'appliquer à per-fectionner leur profeſſion, ſans ſe rendre par déférence : il s'agit de for-mer des Etudians ; tout dépend des principes ; j'aime M. de la Faye ; je le regarde avec juſtice comme un de nos plus grands Maîtres, de même que je l'ai loüé plus haut, j'oſe main-tenant m'oppoſer à ſon ſyſtême, le combattre ; mais je n'en ſuis pas moins ſon admirateur.

Quandoque bonus dormitat Homerus.

J'adore mon pere ; mais j'aime encore mieux la vérité ; qu'on ne m'accuſe donc pas de prendre parti entre ces deux Praticiens ; je ne dois regarder, dans le fait dont il s'agit, mon pere que comme un Scavant auquel je ne ſuis pas lié par le ſang ; c'eſt ce que je fais auſſi ; & je reviens à l'explication de notre ſyſtême. Je dis donc ; par la manœuvre dont je parle, j'entends en mettant une liga-ture au-deſſus de la rotule, j'arrête le fang dans fa fource , puifqu'il eft vrai que fi les vaiffeaux interoffeux qui fe trouvent entre les deux os de la jambe , font confidérables, comme cela arrive aux fujets dont je fais mention , la ligature étant mife au-deffus des malléoles , ne pourra jamais faire gonfler les vaiffeaux du pied : au contraire en fuivant la pratique que nous enfeignons , nous arrêtons le fang dans fa fource , nous comprimons les vaiffeaux cruraux qui font les fources du fang qui eft fourni à la jambe & au pied : bien-tôt les vaiffeaux interoffeux de la jambe fe dilateront , & gonfleront conféquemment les veines aufquelles ils répondent : lorfque le Chirurgien s'appercevra que la faphéne , ou quelqu'une de fes ramifications commence à être fenfible , il ferrera davantage la ligature qui eft au-deffus du genou ; & il en mettra une autre à l'endroit ordinaire pour affujettir fon vaiffeau : M. de la Faye dit bien qu'il met une ligature au-deffous du genou ; mais il ne parle pas du tout de celle qu'on met communément au deffus des malléoles : cette der-

niere n'est point inutile ; elle sert
avec le pouce à former deux points
d'appui, qui étant plus près l'un de
l'autre , compriment avec plus de
force : nouvel avantage que n'a pas
la pratique de M. de la Faye ; il ne
me convient point de décider la
question.

C'est au Lecteur sçavant & non
prévenu à porter son jugement, je
le répete encore une fois : par la pratique que nous employons mon pere
& moi dans ces sortes de Saignées
où les veines sont insensibles , les
vaisseaux qui sont entre le Tibia &
le Péroné , & qu'on ne peut pas comprimer par cette raison, sont obligés
de se dilater , & de gonfler à l'infini
les veines qui leur sont continuës :
l'eau chaude unie à cette pratique
rendra bien-tôt les vaisseaux apparens, ou au moins sensibles : la cause
de ce Phénoméne est facile à trouver : à la cuisse il n'y a qu'un os qui
est le fémur : en mettant une ligature serrée d'abord médiocrement,
à l'extrémité inférieure de cette partie , & en serrant davantage cette ligature peu de tems après , vous

laiſſez par la premiere preſſion de la ligature une certaine liberté au ſang de paſſer dans les vaiſſeaux ; & lorſque vous jugez qu'ils en ſont aſſez remplis, vous arrêtez parfaitement le cours de ce fluide par la grande & ſeconde preſſion de la ligature ; la groſſe veine crurale eſt la ſource, & le tronc de celles de la jambe & du pied ; & étant ſerrée très-étroitement, elle contraint, ainſi que je l'ai déja remarqué, les vaiſſeaux à ſe dilater, & à devenir ſenſibles par leur gonflement ; malgré ces précautions, il arrive encore qu'on fait une Saignée blanche, comme je l'ai éprouvé il n'y a pas long-tems à ſainte Avoye ; car je n'ai point honte d'avoüer mes fautes ; je ſuis encore trop heureux qu'elles ayent ſervi à mon inſtruction ; & je les regarderois comme très-fortunées, ſi elles pouvoient procurer l'avancement de mes Collégues, & le bien de mes Compatriotes.

Il y a environ trois ſemaines, c'eſt-à-dire vers la fin du mois d'Octobre 1748, je fus mandé pour faire une Saignée du pied à une Demoiſelle,

Penfionnaire chez les Dames de Sainte Avoye : j'y fûs, il étoit une heure après midi ; la Malade étoit une Demoifelle Penfionnaire chez les Dames de Sainte Avoye, de quinze à feize ans, qu'une Sœur du Couvent avoit faignée le matin du bras. Tout étoit prêt ; je me mis en devoir de faire mon Opération ; je fûs furpris de ne fentir aucun vaiffeau : elle n'avoit pas encore été faignée du pied ; la ligature mife à l'endroit ordinaire, rien de nouveau ; je fis remettre de l'eau chaude, tout étoit inutile : il y avoit déja une bonne demie-heure que j'étois à tâtonner les deux pieds l'un après l'autre, & je ne fentois pas feulement le moindre petit vaiffeau : je mis une nouvelle ligature au-deffus du genou, ainfi que je viens de l'enfeigner ; une nouvelle demie-heure fe paffe, fans que j'en fois plus avancé : enfin, je fens un rameau de veine, mais d'une fineffe prefqu'infenfible. Le fâcheux étoit que la Saignée du pied étoit abfolument néceffaire : mon vaiffeau fe gonfla cependant un peu davantage ; je fors le pied auffi-tôt de l'eau ; mais à peine étoit-il fur mon genou, plus de vaiffeau : il redevient infenfible ; je remets le pied dans de la nouvelle eau chaude. Le vaiffeau commence à redevenir fenfible, je reprends le pied ; je comprime le vaiffeau que je fens moins, mais que je fens toujours ; je pique, point de fang, le vaiffeau fuit : je repique auffi infructueufement ; je ne m'entêtai point : je dis à la Malade qu'elle ne devoit point s'inquietter, que je ne m'étonnois pas qu'on eût toujours refufé de la faigner du pied ; car la Malade ne l'avoit jamais été, & elle eut une étrenne fort mauvaife & fort bonne ; mauvaife, en ce qu'elle fut piquée deux fois, fans que j'aye pû avoir de fang : bonne, en ce qu'elle n'eut d'autre malheur qu'une Saignée blanche, au lieu qu'un Chirurgien qui n'auroit pas pris toutes les précautions convenables, auroit pû endommager foit un tendon, foit le périofte. J'encourageai donc ma Malade, & je lui dis qu'il falloit efpérer que nous ferions plus heureux dans l'après midi ; je lui promis de revenir fur les cinq heures, & je lui recommandai bien de marcher, si elle pouvoit , & d'avoir les pieds dans l'eau chaude dès quatre heures, & de les y laisser jusqu'à ce que j'arrive. De retour au Couvent , je prends le pied de la Malade , celui qui n'avoit pas encore été piqué , mais qui étoit le plus difficile , je mis une ligature au-dessus du genou : Régle générale, toujours serrée d'abord médiocre‑ment , ensuite serrée davantage, l'ins‑tant même avant qu'on pique ; j'en mis une autre au-dessous du genou ; & une troisiéme à l'endroit ordi‑naire ; je trouvai enfin une bonne demie-heure après être arrivé , un rameau capable de fournir ; il étoit situé dans cette partie qui se trouve au-dessous de la malléole interne en‑tre le talon & le coup‑de‑pied : j'as‑sujettis ce vaisseau avec mon pouce ; j'essuyai l'endroit ; je fis plusieurs fric‑tions ; & ayant reconnu que mon vaisseau étoit inébranlable, je portai ma lancette obliquement , & sans plonger, crainte d'un tendon qui étoit sous le vaisseau ; je suivis la veine qui fuyoit ; je l'ouvris enfin ; j'éle‑vai ma lancette , & le sang vint en arcade , comme à une Saignée du bras : j'eus trois bonnes poilettes de fang : ce font de ces Saiguées difgracieufes pour le Malade & pour l'Opérateur : combien y a-t'il encore de Phlébotomiftes qui , faute d'avoir pris les précautions néceffaires, n'auroient jamais pû avoir de fang ? ou que de Chirurgiens peu inftruits auroient eftropié leur Malade !

La quantité fuffifante de fang tirée, le Phlébotomifte défait la ligature, s'il ne l'a pas encore ôtée auffi-tôt après la piquûre, felon la pratique de mon pere, & de plufieurs autres fameux Chirurgiens.

Pour moi, j'ai remarqué plufieurs fois que dans les cas, où les piquûres font petites , les vaiffeaux flafques , l'ouverture de la peau non paralelle à celle de la veine , le fang s'arrêtoit, fi on ôtoit la ligature, ces vaiffeaux ayant befoin de foutien : quand on remuë l'eau , cela fait auffi quelquefois arrêter le fang , parce que cela occafionne un petit gonflement à certains vaiffeaux à l'ouverture defquels il fe rencontrera un petit caillot.

On

On reconnoît que la Saignée est faite par la teinture plus ou moins foncée d'un linge, le diamêtre de l'ouverture du vaiſſeau, & le tems qu'il y a que le ſang ſort : lorſque le ſang vient bien en arcade comme au bras, je défais la ligature, à moins que je ne veüille tirer du ſang dans une poilette, dans les occaſions où je veux mieux juger de ſon eſſence ; lorſqu'on ſaigne au pied à ſec, comme dans une attaque d'apoplé-xie ſanguine, il ne faut pas pour lors que le Chirurgien s'amuſe à faire chauffer de l'eau ; il ſaigne ſon Ma-lade du pied, ſi les vaiſſeaux ſont ſenſibles ; pour faire venir le ſang, on ne doit pas ôter la ligature, on fait une bonne ouverture, & le ſang vient ſouvent comme à une Saignée du bras ; j'ai tiré, il n'y a pas long-tems, quatre poilettes de ſang au pied à un homme qui étoit tombé en apopléxie ; je le piquai à ſec ; le ſang vint très-bien, & j'eus même beaucoup de peine à l'arrêter.

Il arrive encore que le ſang va tout ſeul en arcade, ſans ligature, & ſans qu'il ſoit dans l'eau : c'eſt une

E

preuve que le vaisseau est bien ouvert ; cela peut aussi provenir de la fié-
vre , de la grande agitation , ou de la
trop grande réplétion du Malade.

Pour arrêter le sang , il faut faire
poser le pied du Malade dans une situation bien opposée à celle où il
étoit quand on l'a piqué : pour le saigner , le Chirurgien fait mettre la
plante du pied du Malade sur un de
ses genoux , & il lui ordonne de pousser fortement le pied : ce mouvement met les muscles en contraction,
& gonfle les veines ; c'est encore
pour la même raison qu'à la Saignée
du bras on met un étui dans la main
du Malade , & on lui commande de
le faire tourner dans ses doigts ; maintenant c'est tout le contraire : le Chirurgien, pour arrêter le sang, fera mettre le talon du Malade sur son genou,
& il lui ordonnera de relever le pied ;
ce mouvement relâchera les muscles,
affaissera les vaisseaux , & procurera
la liberté d'arrêter le sang , & de faire
le bandage nommé *Etrier* , qui con-
siste à mettre un des chefs de la bande sous le talon du Malade, à passer
un tour sur la Saignée , & à repasser

fous la plante du pied, enfuite à revenir deux ou trois tours fur la piquûre, &c. on relevera après le premier chef qu'on noüera avec le fecond ; on aura foin que le fang ne
coule pas : pour cela on mettra deux
compreffes, fi une feule ne fuffit pas ;
& c'eft au Chirurgien à ferrer la bande médiocrement ou fortement felon les circonftances.

DES ACCIDENS QUI *furviennent à la Saignée du Pied.*

ON fe fervira pour la piquûre des
nerfs, du périofte, des tendons,
&c. des mêmes remédes que nous
avons indiqués ci-deffus, en parlant
de la Saignée du bras.

DE LA SAIGNE'E DE LA *Jugulaire.*

LA Saignée de la gorge fe pratique à l'une des deux veines de
ce nom ; je parle des veines jugulai-

res externes : car les jugulaires font
au nombre de quatre , & fe divifent
en deux veines jugulaires internes ,
& en deux veines jugulaires externes : ce font ces deux dernieres qu'on
pique ; il y en a une de chaque côté :
elles font apparentes à de certaines
perfonnes ; mais il y en a d'autres
aufquelles , quelque chofe que l'on
faffe , elles ne fe fentent pas.

Lorfque le Chirurgien s'apperçoit
qu'il peut piquer une des deux jugulaires , il mettra une ligature à l'en-
tour du col , ayant foin de faire paffer deux doigts de quelqu'affiftant
au-devant du col du Malade , pour
empêcher que la trachée-artere ne
foit comprimée ; & c'eft à quoi s'op-
poferont les deux doigts qui feront
entre la trachée-artere & la ligature.
Le Chirurgien noüera enfuite la ligature vers la nuque du col ; & après
avoir bien affujetti le vaiffeau avec
le pouce & l'index d'une main , tenant le premier au-deffous de la veine , & le fecond au-deffus ; en forte
que l'endroit du vaiffeau qu'il veut
piquer , foit au milieu de fes deux
doigts , il tendra bien la peau ; & de

l'autre main il ouvrira la veine en long, & fera l'ouverture plus grande qu'aux Saignées du bras ou du pied, les jugulaires étant beaucoup plus confidérables que la médiane ou la faphéne, &c. Si le fang vient bien, tant mieux ; mais s'il bave, le Chirurgien fera mâcher quelque chofe au Malade, parce que les mouvemens de la maftication, en faifant gonfler les mufcles, renvoyent le fang à la jugulaire. L'Opérateur peut mettre encore au bas de l'ouverture de la veine une carte pour fervir de goutiere ; la quantité fuffifante de fang étant tirée, on mettra une compreffe & une bande qu'on tournera autour du col, & qu'on ferrera médiocrement. Voilà ce qui concerne la pratique de la Saignée.

Faffe le Ciel que je fois affez fortuné pour pouvoir contribuer en quelque chofe à la perfection d'une Opération fi commune, & en même tems fi délicate ! Mes peines ne feront que trop récompenfées, fi les Etudians en Chirurgie veulent bien s'appliquer de leur côté à prendre toutes les précautions néceffaires

dans les Saignees difficiles ou délicates ; je leur ai indiqué avec plaisir
tout ce que la pratique m'a pû ap-
prendre fur ce fujet : fi je fais de nouvelles Remarques, je leur en ferai
part auffi-tôt avec le même défir de
pouvoir leur être utile.

FIN.

mois de la datte d'icelle ; que l'impreſſion dudit Ouvrage ſera faite dans notre Royaume , & non ailleurs, en
bon papier & beaux caractères , conformément à la
feuille imprimée attachée pour modele ſous le contre-
ſcel des Préſentes , que l'Impétrant ſe conformera en
tout aux Reglemens de la Librairie , & notamment à celui du 10 Avril 1725 ; qu'avant de l'expoſer en vente , le
manuſcrit qui aura ſervi de copie à l'impreſſion dudit
Ouvrage , ſera remis dans le même état où l'approbation y aura été donnée ès mains de notre très-cher &
féal Chevalier le ſieur Dagueſſeau , Chancelier de France,
Commandeur de nos Ordres , & qu'il ſera enſuite remis
deux Exemplaires dans notre Bibliotheque , un dans
celle de notre Château du Louvre , & un dans celle de
notre très-cher & féal Chevalier le ſieur Dagueſſeau ,
Chancelier de France , le tout à peine de nullité deſdi-
tes Préſentes , du contenu deſquelles vous mandons &
enjoignons de faire jouir ledit Expoſant & ſes ayans
cauſes , pleinement & paiſiblement , ſans ſouffrir qu'il
leur ſoit fait aucun trouble ou empêchement : Voulons
qu'à la copie des Préſentes qui ſera imprimée tout au
long au commencement ou à la fin dudit Ouvrage ,
foi ſoit ajoutée comme à l'original. Commandons au
premier notre Huiſſier , ou Sergent ſur ce requis , de
faire pour l'exécution d'icelles tous actes requis & néceſſaires , ſans demander autre permiſſion , & nonob-
ſtant clameur de Haro , Charte Normande , & Lettres
à ce contraire , CAR tel eſt notre plaiſir. DONNE' à
Verſailles , le vingt-huitiéme jour du mois de Mars ,
l'an de grace mil ſept cens quarante-neuf , & de notre
Regne le trente-quatriéme. Par le Roy en ſon Conſeil.

SAINSON.

*Regiſtré ſur le Regiſtre XII. de la Chambre Royale
des Libraires-Imprimeurs de Paris*, N°. 109. fol. 95.
conformément aux anciens Reglemens confirmés par celui du
28 *Février* 1723. A Paris, le premier Février 1749.
CAVELIER, Syndic.

www.ingramcontent.com/pod-product-compliance
Ingram Content Group UK Ltd.
Pitfield, Milton Keynes, MK11 3LW, UK
UKHW031842170726
13836UKWH00004B/1831